CORAÇÃO: MODO DE USAR
O MANUAL DO PROPRIETÁRIO

Dr. Fernando Lucchese

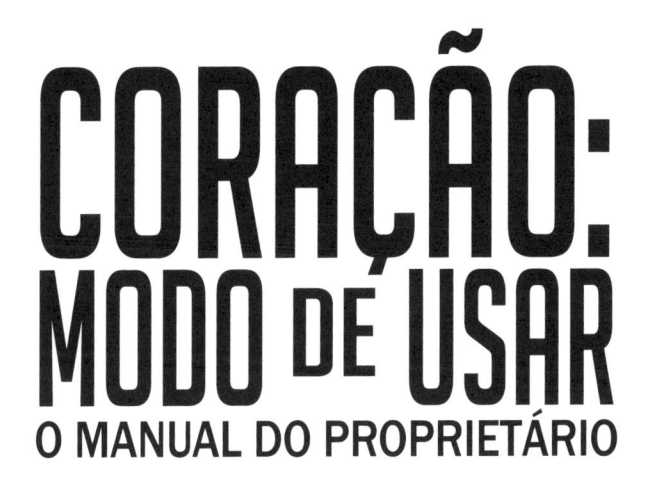

CORAÇÃO: MODO DE USAR
O MANUAL DO PROPRIETÁRIO

2ª EDIÇÃO

L&PM
EDITORES

Texto de acordo com a nova ortografia.

1ª edição: outubro de 2016
2ª edição: dezembro de 2016

Capa: Marco Cena
Ilustrações: Fernando Gonda (páginas: 32, 36, 37, 54, 63, 75, 80, 82, 148, 150, 239, 241, 246)
   Acervo do autor (páginas: 238, 243, 250, 258, 291, 295, 296)
   República das ideias (páginas 200-203)
   Prótese valvular biológica: cortesia Edwards LifeSciences; e Prótese valvular metálica: cortesia Medtronic (página 260)
Preparação: Jó Saldanha
Revisão: Marianne Scholze e L&PM Editores
Revisão médica: Mauro Pontes e Álvaro Roessler

CIP-Brasil. Catalogação na publicação
Sindicato Nacional dos Editores de Livros, RJ.

L967c

Lucchese, Fernando, 1947-
   Coração: modo de usar – o manual do proprietário / Fernando Lucchese. – 2. ed. – Porto Alegre, RS: L&PM, 2016.
   336 p. : il. ; 21 cm.

   ISBN 978-85-254-3452-4

   1. Coração - Doenças. 2. Cardiologia. I. Título.

16-36256   CDD: 612.12
                                CDU: 612.12

© Fernando Lucchese, 2016

Todos os direitos desta edição reservados a L&PM Editores
Rua Comendador Coruja, 314, loja 9 – Floresta – 90.220-180
Porto Alegre – RS – Brasil / Fone: 51.3225.5777 – Fax: 51.3221.5380

PEDIDOS & DEPTO. COMERCIAL: vendas@lpm.com.br
FALE CONOSCO: info@lpm.com.br
www.lpm.com.br

Impresso no Brasil
Primavera de 2016

Ao Felipe e ao Mateo pelo sorriso, pelos primeiros passos ainda desajeitados, mas principalmente pela alegria e motivação que trouxeram para a minha vida.

SUMÁRIO

Ninguém lê manuais 23
Este manual você terá que ler 24
Para entender este livro 25

PRIMEIRA PARTE – MANUAL DO PROPRIETÁRIO 27
Vamos conhecer o seu coração e saber como funciona

    Por que é importante conhecê-lo? 29
    Todo ser vivo tem coração? 31
    O mapa do coração: ele está realmente no lado
        esquerdo do peito? 31
    Se você pilotasse um pequeno submarino navegando
        através do aparelho circulatório, o que veria? 32
    O coração é simplesmente uma bomba? 34
    Um órgão de força e movimento 35
    As artérias coronárias 35
    Sistema elétrico do coração: energia com baixo custo 36
    Músculo cardíaco: eficiência incomparável 38
    O pericárdio 38
    Artérias, capilares, veias: o sistema vascular conecta o
        coração a cada célula do corpo 39
        As artérias 39
        Os capilares 40
        As veias 40
    Pulmões: o que têm a ver com o coração? 41
    Sistema nervoso: a central de controle do coração? 41
    Você pode sentir seu coração? 42
    Coração, um fraco que se considera muito forte 42
    Por que os poetas se fixaram no coração? 43
    O coração na história 44

SEGUNDA PARTE – MANUAL DAS DOENÇAS 49
ATEROSCLEROSE – A maior epidemia de todos os tempos 53
   Mas, afinal, o que é a tal aterosclerose? 53
   Veja como é o processo silencioso de obstrução das
      artérias 53
   E quais são as causas das obstruções? 54
   Já sabemos que o colesterol em excesso é o inimigo. Mas
      que armas ele usa? Como ataca? 56
   A terrível sequência da obstrução das artérias 56
DOENÇA DAS CORONÁRIAS – Um presente grego do progresso 59
   Sintomas de doenças coronárias – Coração dói? 59
   ANGINA PECTORIS 59
      Causas 60
      Angina instável 61
      Dor no peito nem sempre é do coração: outras
         dores que imitam a angina 61
   INFARTO DO MIOCÁRDIO OU ATAQUE CARDÍACO – A doença da
      moda 62
      Sintomas de infarto ou ataque cardíaco 64
   ARRITMIAS CARDÍACAS – São poderosas doenças do coração 65
      Causas 65
      Sintomas mais comuns 66
      Tipos de arritmias atriais 66
         Taquicardia sinusal 66
         Bradicardia 67
         Flutter atrial 67
         Fibrilação atrial 67
         Extrassístoles supraventriculares 67
         *Taquicardia supraventricular ou taquicardia atrial
            paroxística* 68
      Tipos de arritmias ventriculares 68
         Extrassístoles ventriculares 68
         Taquicardia ventricular 68
         Fibrilação ventricular 68

Bloqueios cardíacos 69
Morte súbita 69
Diagnóstico das arritmias 69
INSUFICIÊNCIA CARDÍACA 71
Tipos de insuficiência cardíaca 71
Insuficiência cardíaca esquerda 71
Insuficiência cardíaca direita 72
Causas de insuficiência cardíaca 72
Sintomas 72
Diagnóstico 73
Aviso aos proprietários 74
Doenças do músculo cardíaco causam insuficiência
cardíaca 74
Doenças das válvulas causam insuficiência cardíaca 75
Quando as válvulas funcionam mal 76
Causas do mau funcionamento das válvulas 76
Infecções ou endocardites 76
Prolapso mitral 76
Ruptura de papilares 77
Febre reumática 77
Válvulas bicúspides 77
Cardiopatias congênitas 78
Diagnóstico 78
DOENÇAS DA AORTA – A maior artéria do corpo humano 79
Causas 79
Diagnóstico 80
A dissecção da aorta – um desafio 81
PERICARDITE 83
Causas 83
Sintomas 84
Diagnóstico 84
CÂNCER – Pode ocorrer no coração? 85

Doenças congênitas 86
  Comunicação interatrial ou foramen oval aberto 86
Embolia pulmonar 88
  Sintomas 88
  Diagnóstico 88
Hipertensão pulmonar 89
Sopro cardíaco 90
Doença vascular periférica 91
Outras doenças que podem afetar o coração 92
  Diabetes 92
  Para início de conversa, o que é? 92
  Posso ser diabético sem saber? 93
  Por que é importante saber sobre essa doença? 93
  Quais são os principais sintomas de diabetes? 94
  Mas há solução? 94
  Tipos e causas do diabetes 94
    Diabetes tipo 1 94
    Diabetes tipo 2 95
  Há fatores bem conhecidos que facilitam a doença 96
  Quando medir a glicose? 96
  Hiperglicemia 97
    O que o diabético deve saber sobre hiperglicemia 97
    Que situações podem causar hiperglicemia? 97
    Como detectar uma crise de hiperglicemia 98
  Hipoglicemia 98
    O que o diabético deve saber sobre ela 98
    Que situações podem causar hipoglicemia? 98
    Como detectar uma crise de hipoglicemia: sintomas 99
  Hipertensão – o assassino silencioso 100
  Você sabe o que é hipertensão? 100
  Quais são os tipos de hipertensão? 100
  Como se gera a pressão arterial? Pode-se ver a
    pressão pelo pulso? 101

Quais os níveis normais de pressão?..................................101
A hipertensão do avental branco 101
Doenças diretamente relacionadas à hipertensão 102
Para compreender melhor 102
Por que é importante tratar a hipertensão?.....................103
Acidente vascular cerebral (AVC) 104
Coágulo ou sangramento no cérebro 104
Importância do problema 104
Tipos de AVC..105
   AVC isquêmico 105
   Acidente isquêmico transitório (AIT) 105
   AVC isquêmico embólico 105
   AVC hemorrágico 106
   AVC hemorrágico por hematoma subaracnoideo 106
Sintomas do AVC 106
Fatores de risco do AVC: você pode ter um? 107
   Fatores de risco que não podemos controlar 107
   Fatores controláveis 107

TERCEIRA PARTE – MANUAL DE MANUTENÇÃO PREVENTIVA **109**

FIQUE ALERTA! É MELHOR PREVENIR DO QUE REMEDIAR..................111
As 13 regras para viver muito 112
As 13 regras para viver pouco 112
Se quiser viver muito, nunca diga 113
DICAS PARA UMA BOA RELAÇÃO COM SEU MÉDICO 115
O direito à segunda opinião...115
Qual é o melhor plano de saúde?....................................116
Tornando a consulta com seu cardiologista mais eficiente..116
Perguntas importantes a serem feitas ao cardiologista.....117
Dicas para tirar melhor proveito dos medicamentos 117

PREVENÇÃO PRIMÁRIA OU SECUNDÁRIA, QUE BICHO É ESSE?............ 120
   Dicas para prevenção secundária dos não tão espertos.... 120
   Vamos começar por um check-up. Os espertos se
      antecipam 120
      Identificar os pontos fracos 120
      Identificar sinais de alerta.. 121
   Frequência do check-up.. 121
FATORES DE RISCO DA DOENÇA CARDIOVASCULAR: o estudo de
   Framingham.. 125
   Fatores de risco controláveis de doenças cardíacas 126
   Fatores de risco incontroláveis de doenças cardíacas 127
      Histórico familiar 127
      Idade 127
      Sexo ou gênero... 128
   Fatores de risco controláveis identificados recentemente..... 128
      Personalidades competitivas (tipo A) e álcool................ 128
      Homocisteína – um inimigo que você não conhecia........ 128
   Síndrome metabólica – vários inimigos reunidos
      tentando destruí-lo 130
   Proteína C reativa – uma novidade mais importante
      do que o colesterol 131
ESTILO DE VIDA SAUDÁVEL, A MELHOR DECISÃO 133
   Mas, afinal, o que é estilo de vida?................................. 133
   Não confundir estilo de vida com qualidade de vida 133
   Mudanças no estilo de vida... 133
   A equação do Lucchese 134
   Stress, um inimigo difícil de vencer................................ 134
   Mas o que é stress?... 135
   O stress pode causar ataque cardíaco?............................ 135
   Outras consequências do stress...................................... 136
   O que fazer para tornar o stress controlável em sua vida ... 136
   Mas o que tem a ver stress com colesterol?..................... 139
   Corpo-mente-espírito, um trio em harmonia contra
      o stress.. 139

Sono saudável faz bem para o coração 140
Dormir mal afeta o coração? 143
A BUSCA DA ALIMENTAÇÃO SAUDÁVEL 147
A descoberta da magia mediterrânea 147
O estudo dos sete países 148
Dieta de Lyon: a investigação continua 149
O paradoxo francês 150
MANUAL DE MANUTENÇÃO PREVENTIVA DO COLESTEROL 152
Entendendo as gorduras 152
O que são gorduras saturadas e insaturadas? 152
Qual é a diferença entre gordura saturada e insaturada? 153
O que são gorduras monoinsaturadas? 153
O que é gordura poli-insaturada? 154
Escolha seu alimento evitando a gordura saturada 155
Quanto mais monoinsaturada, melhor 156
Onde são encontrados os Ômega-3? 157
Onde são encontrados os ácidos graxos Ômega-6? 157
O que são as gorduras trans? 158
Quais são os perigos das gorduras trans? 158
Em quais alimentos ingerimos a gordura trans? 159
Entenda mais sobre o colesterol, esse velho bandido 159
Parece inocente, não? 160
Vamos absolver parcialmente o colesterol? 160
Alimentos que além de saudáveis baixam o colesterol 164
Abacate 164
Alcachofra 165
Alho 165
Beringela 165
Castanhas, amêndoas, nozes 165
Carnes magras 166
Cebola 166
Cenoura 167
Chá 167
Chocolate 168

Cogumelos 168
Frango 168
Feijão 169
Fibras 169
Frutas 170
Iogurte 171
Leite desnatado 172
Maçã 172
Ovos 172
Peixe 173
Pimenta-malagueta 174
Pipoca 174
Queijos 175
Soja 175
A importância do consumo de líquidos. Mas que líquidos? 176
Água 176
Bebidas alcoólicas 176
Mas, se você ainda não bebe, não comece agora! 176
Vinho 177
Suco de uva 178
Os 10 mandamentos da alimentação saudável 179
Dicas rápidas para uma alimentação saudável 180
Estou acima do meu peso? 182
Obesidade, o superfator de risco 182
Se você está acima do peso, não se desespere 184
Tipos de dietas e para que servem 185
Contando calorias 186
Dieta de Atkins 186
Dieta de Ornish 187
Dieta de South Beach 187
Dieta de Dukan 188
Dieta vegetariana 188
Dieta mediterrânea 188

Dieta esquimó..................................189
Existe a dieta ideal?..................................189
Aprenda a ler rótulos..................................190
Diferença entre diet, light e zero..................................190
A importância e o significado da palavra "sem"..................190
O significado da palavra "baixo"..................................190
O significado da palavra "magro"..................................191
Exercícios para um coração campeão..................................192
Coração pode ser treinado?..................................192
Benefícios para as artérias..................................192
Benefícios para os músculos e coluna..................................192
Benefícios psicológicos..................................193
Como fazer exercícios no dia a dia..................................193
Introduzindo o exercício na vida..................................194
Caminhadas..................................195
Dicas para uma caminhada saudável e prazerosa..................195
Qual a frequência cardíaca ideal durante o exercício?......197
Cuidado com as dores. Valorize dores novas...................198
Alongue-se!..................................198
Aprenda a alongar-se..................................200
Cervical..................................200
Braços, punhos e mãos..................................200
Ombros, costas e tronco..................................201
Membros inferiores (coxas, pernas, tornozelos e pés).....201
Alongando as pernas..................................202
Musculatura anterior da coxa..................................203
Musculatura posterior da coxa e lombar..................203
Costas e glúteos..................................203
Musculatura do peito e anterior do ombro..................203
Musculação em todas as idades..................................204
Esportes que você pode praticar por toda a vida..............204
Como classificamos os tipos de atividades físicas?..........205
Exercícios aeróbicos ou cardiovasculares..................205
Exercícios anaeróbicos..................................206

    Exercícios de potência mista 206
    Exercícios de flexibilidade 206
  Benefícios do Pilates 208
MANUAL DE MANUTENÇÃO PREVENTIVA PARA DIABÉTICOS E PARA QUEM QUER EVITAR O DIABETES 210
  Alimentação 210
    Açúcar 210
    Dicas para o diabético 211
    Afinal, qual é a diferença entre diet e light? 212
    Saiba mais sobre os adoçantes 212
    Dicas para o diabético sobre a ingestão de gordura 213
  Dicas para diabéticos antes e durante a prática de exercícios 214
  Que tipo de exercícios é mais indicado? 215
MANUAL DE MANUTENÇÃO PREVENTIVA DOS HIPERTENSOS 216
  A dieta do hipertenso 216
    Controle o sal, o grande bandido 217
    Leia rótulos 218
    Substitutos do sal 218
    Há outros bons substitutos do sal 218
    O sal não se esconde só no saleiro 219
    Benefícios das fibras na alimentação do hipertenso 220
    E a bebida, faz diferença? 220
    Benefícios do potássio no controle da hipertensão 221
  Benefícios do exercício 221
    Tipos de exercícios 222
  Medindo a pressão arterial 223
    Equipamentos 223
    Posição do corpo para a medida da pressão 224
    Fatores que alteram a pressão em indivíduos normais 224
    Método da palpação 226
  O check-up do hipertenso 226
    Os exames essenciais 226
  Obesidade e hipertensão 228
  Tratando a hipertensão arterial sem medicamentos 228

QUARTA PARTE – MANUAL DE CONSERTOS **229**
Procurando o mecânico certo e a oficina competente

Angina 232
   Como tratar com medicamentos 232
Infarto 234
   É um infarto. O que fazer? 234
   O ataque cardíaco passo a passo 235
   Exames para diagnosticar e tratar a doença arterial
      coronariana 236
      Eletrocardiograma (ECG) 236
      Teste de esforço ou ergometria 237
      Cintilografia de esforço 237
      Ecocardiograma 237
      Ecocardiograma de stress 237
      Angiotomografia das coronárias 238
      Cateterismo cardíaco, ou angiografia, ou
         cinecoronariografia 238
      Cateterismo cardíaco e angioplastia: o cateter
         prolongando a vida 239
      Ponte de safena e mamária 240
         Como é feita? 241
      Circulação extracorpórea 242
Tratamento das arritmias 244
   Bloqueios cardíacos 244
   Terapias elétricas 245
   Marca-passo 245
   Desfibriladores implantáveis 249
   Cardioversão elétrica 249
   Desfibriladores externos 250
   Ablação por cateter 251
Tratamento de miocardiopatias 253
   Como tratar a insuficiência cardíaca sem
      medicamentos 253
   Tratando a insuficiência cardíaca com medicamentos 254

Tratando a insuficiência cardíaca com cirurgia 255
  Ressincronizadores 255
  Transplante cardíaco: trocando o coração que perdeu a força 256
  Coração artificial 257
Tratamento das lesões das válvulas 259
  Prevenção e tratamento de infecções nas válvulas do coração 259
  Prolapso mitral 259
  Consertando ou substituindo válvulas cardíacas 259
Tratamento do aneurisma de aorta 261
  O bisturi e o cateter prolongando a vida 261
  O cateter vence o bisturi 262
Tratamento de outras doenças 263
  Tratamento de pericardites 263
    Síndrome pós-pericardiotomia 263
  Tratamento de comunicação interatrial ou foramen oval aberto 263
  Tratamento de embolia pulmonar 263
  Tratamento de doença vascular periférica 264
  Tratamento do AVC 264
  Reabilitação após o AVC 264
Tratamento de diabetes 265
  Diabetes tipo 1 265
  Diabetes tipo 2 265
  Crise de hiperglicemia 265
  Qual o tratamento correto para hipoglicemia? 265
  Tratando o diabetes com medicamentos 266
Tratando hipertensão com medicamentos 269
  Monitorização Ambulatorial da Pressão Arterial 269
  Monitorização residencial da pressão arterial 269
  Medicamentos anti-hipertensivos 270
    Diuréticos tiazídicos 270
    Betabloqueadores 270

  Bloqueadores do canal de cálcio 271
  Inibidores da enzima conversora da angiotensina
   (ECA) 271
  Antagonistas do receptor da angiotensina 272
  Alfabloqueadores 272
 Hipertensão: a escolha do remédio 272
COLESTEROL – tratando com medicamentos 274
 Substâncias usadas em medicamentos para interferir
  sobre o colesterol e os triglicerídeos 274
  Estatinas 275
  Fibratos 277
  Ácido nicotínico 277
  Ezetimibe 278
  Sequestradores de ácido biliar 278
 Recomendações sobre o uso da medicação para
  baixar o colesterol 279
REABILITAÇÃO CARDÍACA: devolvendo o seu coração às pistas 280
 Quem precisa se reabilitar 280
CUIDADO COM A DEPRESSÃO! 283

QUINTA PARTE – APÊNDICE 285

EXAMES DIAGNÓSTICOS PARA PREVENIR E REMEDIAR –
 O CORAÇÃO NA BANCADA DE TESTES: OS VÁRIOS MÉTODOS
 PARA DETECTAR DOENÇAS 287
Eletrocardiograma 287
 Como funciona 287
 O que mostra o ECG? 288
Teste ergométrico ou eletrocardiograma de esforço 288
 Como funciona? 288
 O que mostra? 289
MAPA (Monitorização ambulatorial da pressão arterial)..289
 Como funciona? 289
 O que mostra? 289

Holter 290
   Como funciona? 290
   O que mostra? 290
Monitor de eventos 290
   Como funciona? 290
   O que mostra? 291
Ecocardiograma transtorácico 291
   Como funciona? 291
   O que mostra? 292
Ecocardiograma transesofágico 292
   O que mostra? 292
Ecocardiograma de stress 293
   O que mostra? 293
Ressonância Nuclear Magnética (RNM) 293
   Como funciona? 293
   O que mostra? 294
Angiorressonância nuclear magnética 294
Angiorressonância nuclear magnética de stress ...294
Angiotomografia computadorizada das coronárias e de outras artérias (Angio TC) 295
   Como funciona? 295
   O que mostra? 295
Estudo eletrofisiológico 297
   O que mostra? 297

O QUE VOCÊ PRECISA SABER SOBRE SUPLEMENTAÇÃO DE VITAMINAS, MINERAIS E COMPLEMENTOS NUTRICIONAIS 298
Vitamina A (retinol) 298
Vitamina D..299
Vitamina E (d-alfatocoferol) 299
Vitamina K 299
Tiamina – Vitamina B_1 299
Riboflavina (Complexo B) 300
Niacina (Ácido Nicotínico) 300
Vitamina B_6 (piridoxina) 300

Vitamina B_{12} (Cobalamina) 301
Ácido fólico (Vit. B_9) 301
Biotina (Complexo B) 302
Ácido pantotênico 302
Cálcio 303
Cromo 303
Cobre 303
Flúor 303
Iodo 304
Ferro 304
Magnésio 304
Manganês 305
Molibdênio 305
Fósforo 305
Potássio 306
Selênio 306
Zinco 306

CARDÍACOS, OU CARDIOPATAS, PODEM VIAJAR? 307
   Questionário para cardiopatas que pretendem viajar 308
   Confira as contraindicações cardíacas para as viagens
      aéreas 310
   Sintomas mais comuns que podem indicar a
      presença de doença e por isso devem ser levados a
      sério 311

CONCEITOS QUE VOCÊ DEVE CONHECER 317
ÍNDICE REMISSIVO DOS PRINCIPAIS ASSUNTOS 328

SOBRE O AUTOR 333

NINGUÉM LÊ MANUAIS

A nova geração de cérebros brilhantes não lê manuais. Eles já têm inserida em suas cabeças a lógica da moderna eletrônica digital. Não precisam ler, o instinto natural os conduz através dos mistérios de um novo equipamento recém-adquirido como se fossem velhos usuários. Já a geração anterior aperta todos os botões, executa todas as funções, procurando observar o que eles produzem ou desencadeiam. É um método bem mais complicado e menos saudável para a sobrevida dos aparelhos eletrônicos e também é uma forma de evitar a leitura dos manuais. Portanto existe um consenso: ninguém mais lê manuais.

São novos tempos. Equipamentos eletrônicos são feitos para durar pouco e são rapidamente substituídos por outros de uma nova geração, provavelmente mais sofisticados e mais simples de entender. Geralmente não são descartados por terem terminado sua vida útil, mas porque se tornaram obsoletos. Você já deve ter reparado em alguns poucos indivíduos desatualizados usando seu velho telefone celular com tampa móvel, em que digitar números de amigos e falar era o máximo que se conseguia. Eles resistem ao tempo, mas mesmo estes terão que desistir um dia de seu velho telefone porque ele vai deixar de funcionar, ou por exaustão de seus componentes ou porque as redes já não o reconhecerão. Porém, você não é desse tempo. Você faz transações bancárias pelo celular e já está de olho no modelo seguinte, anunciado, mas ainda não disponível. E sempre sem ler manuais.

Alguns equipamentos já trazem, como um dos seus componentes, dicas de funcionamento que substituem o manual. Nada mais próprio. É o auge da sofisticação. Tente achar na barafunda que virou sua gaveta de eletrônicos mortos algum manual impresso. Manuais, além de não serem lidos, serão inevitavelmente perdidos.

Este manual você terá que ler

Em primeiro lugar este manual é necessário porque o equipamento de que ele trata chama-se coração, e ninguém nasce com a lógica de seu funcionamento intuitivamente implantada no cérebro. Ele é mais sofisticado do que todos os eletrônicos disponíveis no mercado.

Crianças sabem tudo sobre o funcionamento de eletrônicos, mas não entendem nada de coração. Adultos, por mais espertos e antenados que sejam, também não entendem a lógica do coração. E para isso só há um meio: ler manuais, ouvir e ver programas de rádio e TV, se interessar pelo tema. Em resumo: informar-se.

Corações são equipamentos feitos para toda a vida. São feitos para durar. Alguns realmente duram muito, sem grande esforço do proprietário. Outros exigem cuidados desde muito cedo. E, mesmo quando precisam ser substituídos em um transplante, o modelo implantado é exatamente igual ao anterior. Não há magias eletrônicas recentes, avanços na praticidade, na portabilidade, no consumo de energia. O coração já é um órgão quase perfeito e não precisa ser atualizado ou reprojetado. Não necessita novos lançamentos a cada ano para melhorar sua função. E, surpreendentemente, o coração não evoluiu, há 80 mil anos não estão disponíveis novos modelos, portanto, desde que vivíamos nas cavernas. Quando você o adquire, mesmo um pouco antes de nascer, ele já está pronto, apto a funcionar por toda a vida, continuamente, sem consertos, downloads, upgrades, atualização de software, recarga ou troca de baterias etc.

Mas você me questionará: "E por que tantos corações não duram o tempo previsto, tantos precisam de consertos para manter-se?". A resposta é simples, meu caro amigo. Os proprietários desses não leram o manual. Não aprenderam como fazer a manutenção preventiva, não se preocuparam com sua duração e os usaram acima de suas capacidades. Nesses casos fica evidente que a intuição, a lógica eletrônica que faz a rapidez de aprendizado das novas gerações, não funciona com o coração. Não nascemos com a intuição da preservação ou a perdemos muito cedo na infância. Só há um meio de propiciar uma vida longa para o seu coração: lendo o manual e seguindo suas instruções.

Para entender este livro

Este livro está dividido em cinco partes. De início, no **Manual do proprietário**, trazemos informações úteis sobre o coração normal, sua anatomia e a evolução do conhecimento relacionado a ele. Algumas informações são surpreendentes, você nem imaginava. Depois, no **Manual das doenças**, entramos nos distúrbios mais comuns que afetam esse órgão, que são também os que mais interrompem vidas na atualidade; a terceira parte chamamos **Manual de manutenção preventiva**, e aí discutimos a forma de viver muito evitando as doenças do coração. Na quarta parte descrevemos as formas de tratamento, seja com remédios, quando possível, seja com o uso do cateter ou do bisturi, quando necessário. A isso denominamos **Manual de consertos**. Por último, reunimos informações úteis, exames, glossário etc. em um **Apêndice**.

PRIMEIRA PARTE

MANUAL DO PROPRIETÁRIO

Vamos conhecer o seu coração e
saber como funciona

Por que é importante conhecê-lo?

Todos os órgãos dependem do funcionamento correto do coração. E ele é único, não tem substituto. A parte mais intrigante e valorizada do automóvel é o motor. Pois o coração é o motor do corpo humano. Você não entraria em uma máquina desconhecida sem se informar sobre sua forma de funcionamento. E, se você não conhece as peculiaridades do motor de seu carro, você pode exigir dele o que ele não pode lhe dar. Além disso, o coração exerce funções múltiplas: manda o sangue não oxigenado para o pulmão e simultaneamente devolve ao resto do organismo o sangue rico em oxigênio. Portanto, alimenta os tecidos com o combustível essencial, o oxigênio. Por influência do cérebro, aumenta ou diminui a perfusão dos vários órgãos e modula a pressão arterial. Se não bastam esses argumentos, vamos ao maior de todos: doenças do coração estão em primeiro lugar no mundo e provocam o maior número de mortes. Além disso tudo, esse órgão de força e movimento pode provocar em você emoções incríveis.

Mas o mais intrigante é que ele perde em complexidade para outros órgãos, alguns deles também importantes para a manutenção da vida. A hipófise, por exemplo, situada na base do cérebro, completamente protegida pelos ossos do crânio devido a sua importância, produz dezenas de hormônios, praticamente regula todas as funções do organismo. Mas não tem charme algum. Imaginem um namorado dizendo para sua namorada: "Eu te amo com toda a minha hipófise".

Todo ser vivo tem coração?

O ancestral comum dos animais vertebrados mamíferos é o peixe. A vida parece ter vindo da água. Os peixes seriam os primeiros nessa escala zoológica, seguidos por anfíbios, tartarugas, lagartos, cobras, crocodilianos e, finalmente, aves e mamíferos. Estes dois últimos estão no mesmo estágio de evolução, apesar de se originarem de répteis diferentes. Parece estar claro que o grau de complexidade dos órgãos é progressivo de acordo com o avanço da escala de evolução, saindo das estruturas primitivas dos peixes até atingir os estágios de maior complexidade de aves e mamíferos. O coração seguiu essa evolução. Nos peixes ele é um tubo com duas cavidades (átrio e ventrículo, como veremos mais adiante) que impulsiona o sangue para frente. Nos anfíbios, que já têm respiração pulmonar, o coração tem três cavidades (dois átrios e um ventrículo). Nas aves e nos mamíferos o coração tem quatro cavidades (dois átrios e dois ventrículos). Nós, seres humanos, somos mamíferos e temos o coração mais evoluído dentre as espécies animais. Mas, respondendo à pergunta inicial: todos os seres vivos têm coração? Não. Alguns insetos não têm porque, com um metabolismo extremamente pobre e transitório, não precisam de um coração. Mas para viver mais é preciso ter um.

O mapa do coração: ele está realmente no lado esquerdo do peito?

Podemos definir a posição do coração em relação ao tórax como situado no meio do peito, atrás do osso chamado **esterno**, com a ponta voltada para a esquerda, próxima ao mamilo. O desenho a seguir mostra o coração aberto com suas quatro cavidades e suas válvulas. O tamanho do coração de cada um de nós é um pouco maior do que nosso punho fechado. Ao escutarmos a parede do tórax com um **estetoscópio,** podemos identificar os ruídos produzidos pelos seus componentes, como mostra o desenho.

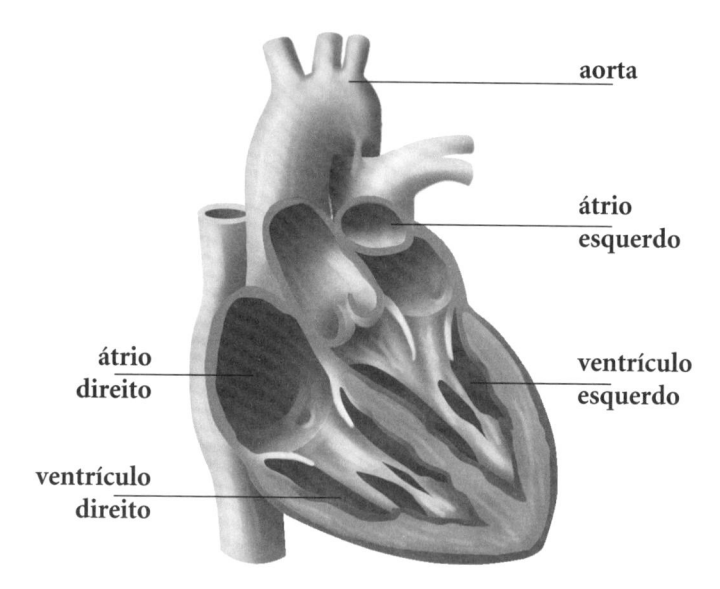

ESQUEMA DO CORAÇÃO

- aorta
- átrio esquerdo
- átrio direito
- ventrículo esquerdo
- ventrículo direito

SE VOCÊ PILOTASSE UM PEQUENO SUBMARINO NAVEGANDO ATRAVÉS DO APARELHO CIRCULATÓRIO, O QUE VERIA?

Imagine-se do tamanho de uma formiga das menores que existem. Agora, imagine-se dentro de um submarino pilotado por você. Uma seringa com agulha grossa penetra em uma veia do braço, e você e seu submarino são injetados para dentro da circulação. Você está em uma veia da dobra do cotovelo, navegando para cima em direção ao ombro, ao pescoço. Embora esteja pilotando o submarino, você é levado facilmente pela correnteza. Você começa a observar que os vasos em que navega tornam-se progressivamente maiores. Após passar por uma enorme veia chamada **veia cava,** você chega ao **átrio direito,** a primeira cavidade do coração. É uma espécie de reservatório com paredes lisas, levemente onduladas, que se contraem ritmicamente empurrando o sangue para dentro do **ventrículo direito** através da **válvula tricúspide,** que leva esse nome por ser constituída por três folhetos, como se fossem cortinas, que permitem ao sangue mover-se em uma única direção. O ventrículo direito é ainda maior do que o átrio e tem paredes com traves grossas de músculo contraindo-se em intensidade maior do que o átrio. O fluxo turbulento causado pelas contrações joga nosso pequeno submarino na **artéria pulmonar,** passando rapidamente por mais uma válvula, que não permite que o sangue lançado para o pulmão reflua para o ventrículo direito. É a **válvula pulmonar.** No pulmão o sangue até aí venoso, ou seja, com baixo conteúdo de oxigênio, se carrega deste produto vital ao passar perto dos alvéolos, que recebem ar por meio da respiração. O sangue já oxigenado volta ao coração através das **veias pulmonares,** caindo no **átrio esquerdo,** uma cavidade de paredes lisas que se contraem no mesmo ritmo do seu vizinho átrio direito. Bem em frente está a **válvula mitral,** mais forte, mais bem estruturada, como um paraquedas com cordas que mantêm a tensão dos dois folhetos, não permitindo o refluxo de sangue para o átrio esquerdo a cada contração do ventrículo. A turbulência aí é quase fatal para a nossa pequena embarcação. O **ventrículo esquerdo** é a cavidade mais importante do coração. É forte, tem paredes espessas que impulsionam o sangue para todo o organismo, fechando a válvula mitral para impedir refluxo e cruzando em alta velocidade a **válvula aórtica** rumo ao resto do corpo. Quando o ventrículo se esvazia parcialmente (só dois terços do sangue são ejetados a cada contração), a sua pressão cai e a válvula aórtica se fecha, mantendo alta a pressão do sistema arterial que, através de uma onda pulsátil, leva o sangue até os pontos mais remotos do corpo. Ao esvaziamento do coração chamamos **sístole**, ao novo enchimento que se segue chamamos **diástole**. Nossa viagem terminaria em uma pequena artéria do pé, onde seríamos resgatados, porque a partir daí a circulação se torna tão fina que nosso submarino não passaria. Porém o sangue arterial corre até os tecidos, alimentando-os com oxigênio, e depois retorna ao coração pelas veias para ser reoxigenado no pulmão. Esta viagem fantástica ainda é impossível. Mas um dia certamente será realizada. Quando e por quem, é difícil de saber.

O CORAÇÃO É SIMPLESMENTE UMA BOMBA?

Na realidade o coração são duas bombas, uma ao lado da outra, perfeitamente sincronizadas. A primeira, dividida em átrio e ventrículo direitos, impulsiona o sangue para o pulmão. A segunda, bem mais potente, situada à esquerda e também composta por um átrio e por um ventrículo, distribui o sangue para todo o corpo. A função dos átrios é armazenar o volume de sangue a ser ejetado na próxima contração e completar o enchimento do ventrículo. As duas bombas executam seu trabalho com a maior eficiência. Estão completamente separadas uma da outra pelo septo, uma parede muscular espessa que também participa da contração. Não se conhece bomba mais perfeita criada pela mão do homem. Em repouso, um coração adulto bombeia de quatro a cinco litros de sangue por minuto. Durante exercício máximo, esse volume chega a aumentar cinco vezes. Atletas olímpicos muito bem treinados podem chegar ao bombeamento de quarenta litros por minuto. Mas isso é exceção.

Um órgão de força e movimento

Por ser o único órgão do corpo humano em movimento contínuo e aparente (você consegue ouvir e sentir com a mão seu funcionamento), o coração tornou-se um símbolo romântico, de força, coragem e sentimento. Poetas e compositores sempre lhe dedicaram parte expressiva de seu tempo. Há milhares de anos sua existência no corpo humano vem sendo detectada por amantes e guerreiros em seus momentos de maior emoção. A consciência da existência do coração nasceu com o stress, pois é em um momento de stress que sua ação é melhor percebida. O ser humano sempre foi dado a rituais místicos e crendices, e o coração sempre participou desses rituais. Por exemplo, os guerreiros bárbaros, ao invadirem a Europa, comiam o coração dos inimigos que lhes custaram mais para serem vencidos. Lá mesmo, no campo de batalha. Pensavam que assim adquiririam a força do herói vencido, que, somada à sua, os tornaria invencíveis. Realmente, o coração é um órgão de força e movimento. Se pudéssemos acumular a energia gasta por ele na extensão de uma vida para utilizá-la em um único momento, poderíamos transportar uma jamanta de vinte toneladas do nível do mar até o cume do Everest, a mais de oito mil metros de altitude.

As artérias coronárias

Três artérias de dois a quatro milímetros de diâmetro e seus inúmeros ramos menores suprem o músculo cardíaco com sangue oxigenado. O ventrículo esquerdo recebe preferencialmente sangue de duas artérias que se originam na aorta, em um tronco único. Uma delas desce na frente do coração e é chamada **descendente anterior**. A outra circula entre o átrio esquerdo e o ventrículo, irrigando através de seus ramos a parede lateral esquerda do coração. É a **artéria circunflexa**. No lado direito, desce entre o átrio e o ventrículo a **coronária direita,** que supre de oxigênio as paredes de trás e de baixo do coração.

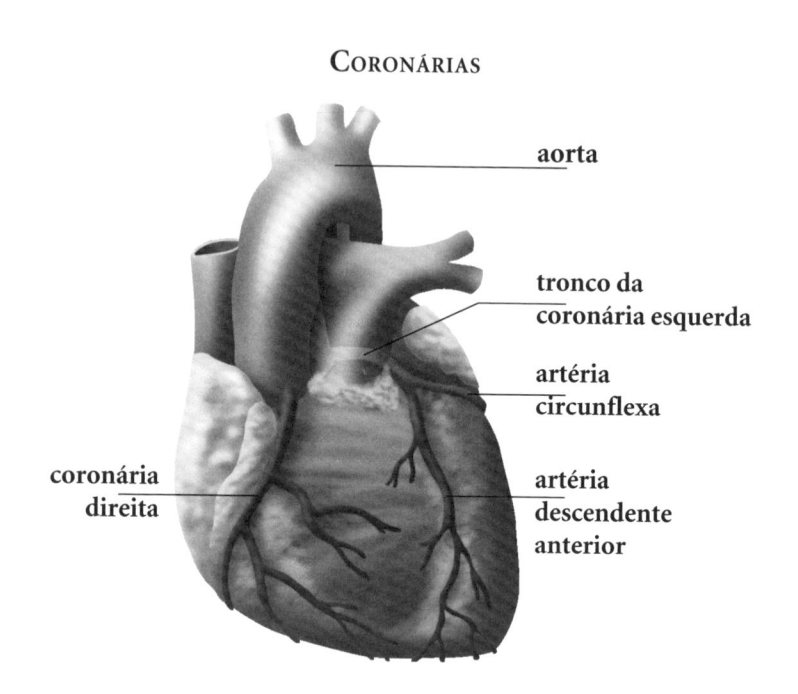

CORONÁRIAS

- aorta
- tronco da coronária esquerda
- artéria circunflexa
- coronária direita
- artéria descendente anterior

SISTEMA ELÉTRICO DO CORAÇÃO:
ENERGIA COM BAIXO CUSTO

Quando eu era criança, em minha casa havia uma criação de galinhas. Para o almoço, uma delas era sacrificada pela Maria, uma eficiente cozinheira que rapidamente a depenava e cirurgicamente extraía os miúdos, o coração inclusive. Muitas vezes vi o coração pulsando em um prato bem longe do corpo da galinha. Isso hoje é quase impossível de ser visto, porque as coitadas chegam ao supermercado dias depois de serem sacrificadas. A curiosidade me fez aprender que o coração tinha um sistema elétrico próprio com usina elétrica, fios de condução e até transformadores.

E tudo isso em um sistema automático, ou seja, que pode funcionar até desconectado do corpo. A usina elétrica onde se inicia a corrente está situada na entrada do átrio direito, próxima à veia cava. Seu nome é **nódulo sinusal** e ele pulsa em torno de 70 a 80 vezes por minuto, mandando estímulo elétrico para os dois átrios. Após contraírem-se os átrios, o estímulo chega ao **nódulo atrioventricular**, que é uma espécie de transformador que intensifica o estímulo e o despacha para os ventrículos por meio de um sistema de fios especializados chamado **Feixe de Hiss.** E então os ventrículos se contraem. Isso ocorre 80 vezes por minuto, 4.800 vezes por hora, 115.200 vezes por dia, 3.456.000 vezes por mês, 41.472.000 vezes por ano e 3.110.400.000 vezes por uma vida média de 75 anos. Sem interrupções ou apagões. Você conhece um sistema elétrico mais eficiente?

SISTEMA ELÉTRICO DO CORAÇÃO

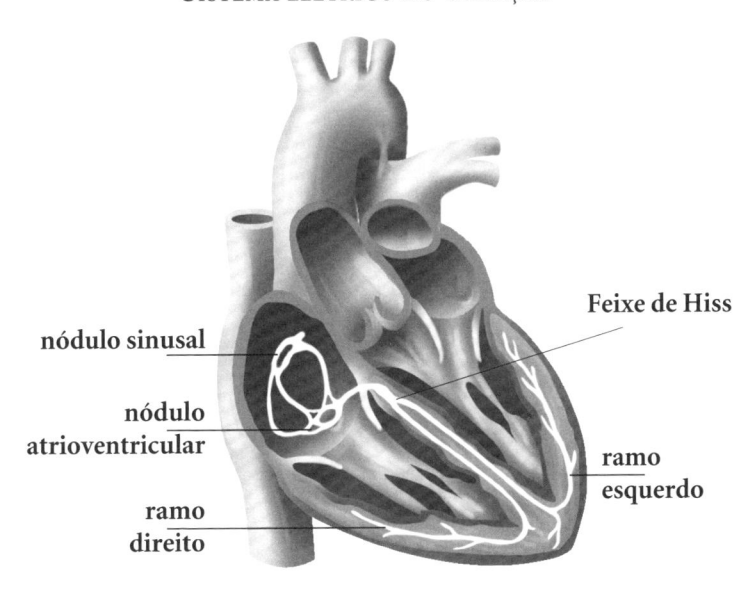

Músculo cardíaco: eficiência incomparável

As paredes do coração são feitas de um músculo único chamado **miocárdio**. É diferente de todos os outros músculos do corpo porque necessita de sangue oxigenado contínuo para sobreviver. Alguns minutos sem oxigênio já são suficientes para iniciar o processo de necrose, ou seja, de morte muscular. O conjunto de fibras musculares do miocárdio é muito potente. Você já sabe, mas vale a pena repetir, que, se conseguíssemos reunir em um só momento toda a força executada durante uma vida inteira por esse músculo, teríamos energia para transportar uma jamanta de vinte toneladas do nível do mar até o cume do Everest, a mais de oito mil metros de altitude. Põe força nisso! Outra característica única: ao chegar até ele um estímulo mínimo de um volt, ele se contrai por inteiro, porque as fibras são conectadas em um sistema muito sofisticado e estas se contraem simultaneamente. Nos músculos da perna, por exemplo, um estímulo aplicado só faz contrair um grupo de fibras.

O pericárdio

Ao comprar um laptop, um tablet ou outro produto sofisticado, ele virá protegido por uma capa que evitará danos ou arranhões. O coração também. Ele vem naturalmente envolvido pelo pericárdio, um saco de paredes finas que o protege e que contém uma fina camada de líquido lubrificante para permitir que o músculo deslize durante seus movimentos. Mas, cuidado, este saco também pode inflamar, prejudicando a ação do órgão que pretende proteger. Isso você verá mais adiante ao falarmos sobre **pericardites** no **Manual das doenças**.

Artérias, capilares, veias: o sistema vascular conecta o coração a cada célula do corpo

As artérias

Ao sair do coração impulsionado pelo ventrículo esquerdo, como já dissemos antes, o sangue inicia sua trajetória, levando oxigênio para todo o corpo. O caminho utilizado são as artérias. Na saída do coração, o trajeto do sangue se inicia através de um conduto com grande calibre (**aorta** é o nome dessa artéria), passando depois a ser distribuído para os vários órgãos por vasos menores, todos originados do encanamento principal. Mas as artérias não são tubos inertes. Elas são extremamente elásticas e também se contraem, impulsionando o sangue adiante. São tubos sofisticados que contêm músculos em suas paredes e geram a onda de pulso que podemos detectar em vários locais do corpo. Por meio dessa pulsação podemos medir a pressão do sistema arterial, utilizando esses aparelhos comuns que todos conhecemos. No momento da contração do coração (**sístole**), medimos a pressão máxima da passagem da onda de pulso pelo braço. Depois, durante o relaxamento do coração (**diástole**), medimos a pressão mínima.

O nosso sistema arterial tem paredes muito sofisticadas. O revestimento interno dessas paredes é muito complexo e constituído por um tapete de células chamado **endotélio**. É nele que se processam reações de defesa contra o fumo, as gorduras circulantes, o stress etc. Se tivesse que escolher entre todos os órgãos qual seria o mais vital, eu diria que não é o coração. Não é o cérebro. É o endotélio. É nele que se processam as reações de maior risco no corpo humano, e é ele o responsável por grande número de mortes (infarto e derrame cerebral causam metade de todas as mortes). Se pudéssemos varrer todas as células do endotélio de todas as artérias e fazer delas um pequeno pacote, seu peso não excederia dois quilos. Mas em importância essas células pesam muito, pois podem interromper a vida.

Os capilares

Seguindo o fluxo do sangue, após as artérias estão os **capilares**. São vasos microscópicos que distribuem o oxigênio de célula a célula. São os grandes responsáveis pela oxigenação dos tecidos, porque distribuem o sangue trazido pelas artérias. São os componentes mais importantes do sistema circulatório e os menos conhecidos, talvez por serem microscópicos... Uma pequena secção de tecido humano do tamanho da ponta de um alfinete conta entre dois mil e três mil capilares. Facilmente palpamos as artérias e visualizamos as veias em nosso corpo, mas os capilares são mais sutis, mais difíceis de serem observados. Porém, você pode vê-los em ação ao comprimir a ponta dos dedos da mão. A região comprimida fica pálida, mas, em segundos, volta a ser avermelhada, demonstrando a chegada do sangue. Após desembarcar nas células o oxigênio necessário para a sua sobrevida, o sangue passa a ser chamado de **venoso**, pois volta pelas veias, agora com pouco oxigênio e rico em gás carbônico.

As veias

As veias são um sistema coletor do sangue que já liberou seu oxigênio para o tecido e necessita voltar para ser reoxigenado nos pulmões. Levando o sangue de volta ao coração, as veias permitem que ele seja reoxigenado, recomeçando o circuito. Em alguns lugares do corpo, como nos braços e nas pernas, elas são mais salientes, podemos vê-las. Algumas delas se tornaram famosas nos últimos anos, pois passaram a ser uma ferramenta da equipe de consertos: a **veia safena** tem sido amplamente utilizada para desviar bloqueios nas artérias coronárias. Hoje são feitas no mundo mais de dois milhões de pontes de safena por ano. Uma nobre missão para quem tinha somente a responsabilidade de drenar o sangue das pernas...

Pulmões: o que têm a ver com o coração?

Tudo a ver. Mais do que os outros órgãos, coração e pulmões andam juntos, precisam um do outro. Não é por nada que o coração situa-se entre os pulmões, dentro do tórax. Só eles têm um espaço reservado, completamente protegido pelas costelas. Quando sobe a pressão dentro do coração por alguma dificuldade de bombeamento do sangue, sobe também a pressão dentro do pulmão, que passa a oxigenar menos. O lado direito do coração impulsiona o sangue facilmente através dos pulmões em um sistema intrincado de pequenos sacos de ar (**alvéolos**), que estão em contato direto com os capilares. É aí que o oxigênio do ar inspirado passa para o sangue e o gás carbônico é eliminado na expiração.

Sistema nervoso: a central de controle do coração?

O coração é comandado por um sistema nervoso autônomo, assim chamado porque ele atua independente da vontade do proprietário.

Não conseguimos acelerar o batimento cardíaco simplesmente por um ato da vontade. Essa tarefa é assumida pelo **sistema nervoso autônomo,** constituído por dois componentes opostos: o **sistema nervoso simpático,** que acelera o ritmo cardíaco, e o **parassimpático,** que o desacelera. A frequência alta, chamada **taquicardia,** ocorre quando nos exercitamos ou levamos um susto, enquanto a **bradicardia,** frequência baixa, ocorre, por exemplo, quando dormimos e temos menos necessidade de sangue oxigenado. O sistema nervoso autônomo se encarrega disso, tomando a cada segundo a decisão do que é o melhor para o proprietário.

Você pode sentir seu coração?

Há pessoas mais sensíveis que têm consciência do batimento do coração com mais facilidade. Outros nunca tomam conhecimento dele. Quando exageramos no exercício, parece que ele vai sair pela boca. É uma sensação comum que nada tem de errado a não ser nossa falta de preparo físico. O mesmo ocorre quando levamos um grande susto. A essa sensação chamamos de palpitação. Nem sempre ela indica a existência de algo errado. É mais comum que seja uma situação normal. A ocorrência mais frequente é ocasionada pelas arritmias, que são em geral disparos do coração com ou sem gravidade, como veremos mais adiante. Porém, é óbvio que algumas doenças tornem o coração mais sensível, com períodos de palpitação mais intensos. Nesse caso a palpitação é mais forte e seguida de tontura e mal-estar. Mas isso fica para depois.

Coração, um fraco que se considera muito forte

Este é o dilema do coração. É um órgão charmoso, com uma força invejável, em movimento contínuo, sensível às emoções, automático, extremamente econômico, trabalha quase de graça por um pouco de oxigênio e glicose. Em resumo, é um órgão quase perfeito. Porém, é um fraco que pretende parecer forte. É suscetível a inúmeras alterações de sua função, que costumamos chamar de doenças. No próximo capítulo vamos falar sobre as alterações sofridas pelo coração ao longo da vida. O proprietário deve conhecer bem o que pode ocorrer com essa máquina maravilhosa. Conhecer os possíveis problemas é um compromisso e um dever do proprietário. Exatamente como fazemos com nosso automóvel. A diferença é que, a uma falha do motor do carro, paramos no acostamento e chamamos o socorro. Com o coração é mais difícil, pois, se o socorro não chegar em cinco minutos, será tarde demais.

Por que os poetas se fixaram no coração?

Porque o coração é o órgão mais charmoso do corpo humano. Tem movimento, responde fortemente às emoções e é ao mesmo tempo forte e vulnerável, como costumam ser todos os seres humanos. Os poetas e apaixonados em geral não poderiam escolher órgão melhor para exaltar as suas emoções. Além disso, o coração é um órgão bonito, certamente o mais fotogênico do corpo humano. Ou você quer compará-lo com o intestino, o fígado ou o cérebro?

Em minha mesa no consultório tenho um modelo de coração feito em plástico, muito próximo ao original. Os pacientes ficam encantados e, frequentemente, elogiam o charme e a beleza deste órgão que vem intrigando o gênero humano há milhares de anos. Do formato real à evolução para a sua imagem clássica do dia dos namorados foi uma consequência natural. É sem dúvida o órgão mais desenhado, mais logotipado, mais cantado em prosa e verso.

O CORAÇÃO NA HISTÓRIA

Um papiro egípcio atribuído a Imhotep e datado de 3.000 anos antes de Cristo, chamado papiro de Smith – que foi quem o descobriu –, apresenta a primeira descrição do coração e da sua ligação com os vasos sanguíneos. Naquele documento o sistema circulatório é descrito como "canais" que se distribuíam pelo corpo. Esse papiro já demonstrava também que havia o conhecimento da existência da pulsação.

Os chineses, cerca de 2,3 mil anos atrás, também descreveram os fundamentos da anatomia do sistema circulatório e ainda adicionaram a informação de que o sangue circulava.

Na Grécia Antiga, 400 anos antes de Cristo, Platão já afirmava que o coração era o órgão central do sistema circulatório e que o sangue se encontrava em constante movimento.

O pai da medicina, Hipócrates, ensinava aos seus discípulos que o coração era dividido em cavidades, algumas delas separadas por válvulas, e que a coloração do sangue diferia nas cavidades direitas e esquerdas. Hipócrates também caracterizava o coração como um órgão tão nobre que sua parada era incompatível com a vida.

Na mesma ilha de Cós, onde Hipócrates praticava a medicina, Praxágoras ensinou que o exame atento do pulso poderia dar informações importantes sobre muitos tipos de doenças. No entanto, o avanço da medicina grega foi beneficiado também pela intensa atividade dos filósofos, dentre os quais se destaca Aristóteles, que descreveu em detalhes a aorta e já afirmava que o coração era o último órgão a morrer, o que acontecia quando suas batidas cessavam.

Herófilo, no século III a.C., descreve a diástole e a sístole, além de quatro aspectos fundamentais do pulso: frequência, amplitude, força e ritmo – tendo sido o primeiro estudioso a analisar as arritmias, que são descompassos do coração.

No Império Romano, Galeno, que foi médico do imperador Marco Aurélio, praticou dissecções em animais, concluindo que o coração seria a sede do espírito vital.

Da Idade Média ao início da Idade Moderna, quase não houve avanços no conhecimento médico. Foi com a Renascença que avanços científicos voltaram a acontecer, principalmente através dos conhecimentos trazidos pelos trabalhos de Leonardo da Vinci, que estudou sistematicamente a anatomia humana em dissecções feitas em indivíduos recém-falecidos.

Um médico belga, Andreas Vesalius, nascido em 1514, que estudou na Universidade de Pádua e tornou-se médico da Corte do imperador Carlos V, publicou *De Humani Corporis Fabrica*, o maior impulso ao conhecimento da anatomia até então.

Porém, o pesquisador que realizou a maior contribuição no período foi William Harvey, um inglês nascido em 1578 que foi médico pessoal dos reis da Inglaterra.

No ano de 1628, publicou seu trabalho *Exercitatio Anatomica De Motu Cordis et Sanguinis in Animalibus* (Exercício anatômico sobre o movimento do coração e da circulação em animais), que revolucionou o conhecimento do sistema circulatório, corrigindo e superando os ensinamentos de Galeno e de outros de seus predecessores. Suas conclusões também foram fruto de intensas pesquisas baseadas em autópsias, as quais esclareceram a verdadeira natureza da circulação e das funções das valvas e demonstraram que não há fluxo entre o lado direito e esquerdo do coração, mas sim que a corrente sanguínea penetra nos pulmões e depois passa para o lado esquerdo e se distribui pelo corpo. Essas conclusões eram tão revolucionárias que somente foram aceitas integralmente pela medicina por volta de 1827.

William Harvey, no entanto, não conseguiu determinar como o sangue passava das artérias para as veias, embora os capilares já tivessem sido descritos no século XVII por Malpighi.

Em seguida, Giovanni Battista Morgagni descreveu por meio de necropsias diversas doenças do sistema cardiovascular, tais como rupturas cardíacas, aneurismas da aorta, doenças das válvulas e das coronárias.

No século XIX, René Laennec, médico e flautista francês nascido em 1781, inventou o estetoscópio, e os médicos pararam de colocar suas orelhas diretamente no peito dos pacientes.

O século XX foi pródigo em descobertas e mudanças. Iniciou em 1901, com a descoberta dos grupos sanguíneos, e em 1903, com a invenção do eletrocardiograma pelo holandês Einthoven. Em 1928, houve a descoberta da penicilina. Em 1929, o cateterismo das câmaras cardíacas foi realizado em seres humanos vivos por Werner Forssmann. Este pesquisador introduziu uma sonda normalmente usada em vias urinárias em sua própria veia do braço, levando-a até o coração. Caminhou então até o departamento de radiologia, que ficava em outro andar, e documentou o posicionamento do cateter no seu átrio direito por meio de raios X. Por esse feito, ele recebeu o Prêmio Nobel em 1956.

A partir da quarta década do século XX, surgiram os métodos de imagem. A radiografia mais sofisticada, por Conrad Roentgen, a ecocardiografia com Doppler, por Inge Edler e Hellmuth Hertz, a ressonância magnética, por Edward M. Purcell e Felix Bloch, a tomografia computadorizada, por Godfrey Hounsfield, e os últimos segredos do coração foram desvendados.

O século XX foi chamado de "século dos cirurgiões", porque nele ocorreram grandes avanços nessa área. Nas décadas de 40 e 50, foram realizadas as primeiras cirurgias cardíacas pelo americano Robert E. Gross e foram criadas as primeiras válvulas artificiais. O desenvolvimento da máquina coração-pulmão por John H. Gibbon permitiu operar com sucesso dentro do coração sem provocar hemorragia. Em 1955, John Kirklin realizou a primeira série de cirurgias com circulação extracorpórea, predizendo que no futuro o risco desses procedimentos seria mínimo. A ele e a C. Walton Lillehei devemos a correção de muitos defeitos congênitos do coração. A realização do primeiro transplante cardíaco no mundo ocorreu em 1967, pelo cirurgião sul-africano Christian Barnard, na Cidade do Cabo. O hospital era o Groote Schuur, e o primeiro paciente foi Louis Washkanski, que sobreviveu poucos dias. No Brasil, grupos chefiados pelos cirurgiões Zerbini, Jatene e Nesralla foram os primeiros a transplantar. As cirurgias trouxeram nova perspectiva e esperança aos portadores de doenças graves do coração. O tratamento das arritmias passou a ser mais efetivo com a introdução dos desfibriladores automáticos. A cirurgia cardíaca brasileira também é responsável por grandes e expressivas contribuições para a cardiologia mundial, iniciadas por Euryclides de Jesus Zerbini, que deu impulso à especialidade em nosso país. Uma técnica para correção de um defeito congênito grave chamado "das grandes artérias" leva o nome de Adib Jatene.

SEGUNDA PARTE

MANUAL DAS DOENÇAS

Nesta seção revisaremos os distúrbios mais frequentes que acontecem no coração. O proprietário deve conhecê-los para poder detectá-los e corrigi-los precocemente. A regra é não desvalorizar qualquer sintoma novo e sempre identificar a sua causa.

    O maior problema que atinge o coração não é exclusivo dele. É a aterosclerose, uma doença que afeta as artérias de todo o corpo, mas que agride principalmente as coronárias, os vasos cerebrais e a aorta. No coração chama-se **doença arterial coronariana (DAC)** e consiste na obstrução progressiva das artérias por depósito de gordura. Sobre isso temos que falar muito, pois nos Estados Unidos, onde as estatísticas são confiáveis, calcula-se que mais de quinze milhões de pessoas sofram dessa doença, e um americano morre a cada minuto por uma de suas consequências. No Brasil, os números são menores devido à diferença do tamanho da população. Em estatística estimada, seriam mais de dez milhões sofrendo com a doença.

ATEROSCLEROSE
A MAIOR EPIDEMIA DE TODOS OS TEMPOS

A doença que mais preocupou o século XX foi a **aterosclerose** – formação de placas de ateroma (gordura) nas paredes internas das artérias. Ela sempre existiu. Desde um estudo efetuado em múmias do Egito se sabe que as artérias podem se obstruir. Mas foi no século XX que a escalada dessa doença terminou matando anualmente nos Estados Unidos mais de um milhão de pessoas e aqui no Brasil perto de quinhentas mil. Obstruções das artérias do cérebro levam ao **acidente vascular cerebral**, o popular **AVC**. Obstruções nas artérias do coração provocam o **infarto do miocárdio**. Qualquer artéria pode ser atingida pela aterosclerose. Fumantes têm frequentemente as artérias das pernas obstruídas pela aterosclerose.

Esta é seguramente a maior epidemia de todos os tempos. E não parece estar diminuindo.

Mas, afinal, o que é a tal aterosclerose?

É a obstrução progressiva das artérias, que leva à redução do suprimento de oxigênio à região afetada, fenômeno chamado de **isquemia**. Isso ocorre por depósito gradual de gordura nas paredes das artérias. Este processo pode levar anos, por isso as doenças geradas pela aterosclerose se manifestam geralmente após os quarenta anos de idade.

Veja como é o processo silencioso de obstrução das artérias

Já na infância pode-se observar o depósito de gorduras nas artérias. Esse processo continua ao longo da vida até a oclusão total do vaso. A sequência é a seguinte:

1. Artéria normal.
2. Placas no endotélio iniciando a sua formação.
3. Placas aumentando.
4. Grande placa já formada. Quando, pela redução do diâmetro, ela reduz o fluxo de sangue, iniciam-se os sintomas.
5. Placa se rompe formando uma verdadeira ferida aberta dentro da artéria.
6. Forma-se um coágulo no ponto de ruptura.
7. Coágulo bloqueia totalmente a artéria. Ocorre então o infarto ou o AVC.

Sequência de obstrução das artérias pela aterosclerose

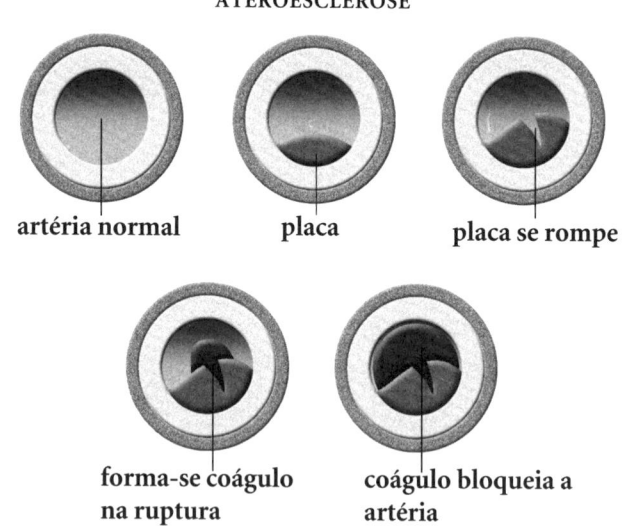

artéria normal   placa   placa se rompe

forma-se coágulo na ruptura   coágulo bloqueia a artéria

E quais são as causas das obstruções?

Três fatores são os principais responsáveis:

1. **Elevação do colesterol no sangue**: É uma das causas mais estudadas. Quando a porção LDL do colesterol

(*low density lipoprotein*, ou lipoproteína de baixa densidade) está muito elevada, ela se deposita nas paredes das artérias, provocando um processo de oxidação das células que as revestem, um verdadeiro tapete chamado **endotélio**. Este processo é equivalente à ferrugem que se observa nos encanamentos, pois essa agressão provoca a ação de mecanismos de proteção. Alguns deles vêm pelo sangue, são células de defesa chamadas de **linfócitos** e **plaquetas**. Outros vêm através da parede da artéria (são os **macrófagos**) na tentativa de impedir a progressão do processo de oxidação. E assim vai se formando uma placa inflamatória de gordura chamada **ateroma**.

2. **Agressão crônica ao endotélio**: Vários fatores além do colesterol podem agredir o endotélio, dando lugar ao início da aterosclerose. São eles a hipertensão arterial, o fumo e o diabetes. Também sabemos que o stress da vida diária é um dos grandes causadores de agressão ao endotélio porque gera substâncias inflamatórias que circulam pelas artérias. Outros fatores conhecidos são o sedentarismo, a obesidade, a história familiar e a idade avançada.

3. **Inflamação**: Se tivéssemos que definir um fator praticamente presente em todas as doenças seria a inflamação. No câncer ocorre inflamação nos tecidos, cujas células passam a multiplicar-se descontroladamente. No cérebro e no coração são focos inflamatórios nas artérias que terminam gerando AVC e infarto. Atualmente se reconhece cada vez mais a presença no sangue de marcadores inflamatórios, como, por exemplo, as **interleucinas**, que parecem participar do processo de formação da aterosclerose. Nosso sistema imunológico prepara-se para se defender de invasores externos e termina contribuindo com a evolução da doença.

JÁ SABEMOS QUE O COLESTEROL EM EXCESSO É O INIMIGO. MAS QUE ARMAS ELE USA? COMO ATACA?

- Nossos órgãos mais vulneráveis são nossas artérias. É justamente aí que o colesterol ataca.
- Na realidade, o ponto fraco do nosso organismo é a camada de células que reveste internamente nossas artérias: **o endotélio**.
- O endotélio é um tapete de células que forra a parte interna dos vasos. É uma célula ao lado da outra em uma única camada, mas extremamente ativa em produzir substâncias importantes que evitam a **coagulação do sangue** ou que provocam a coagulação quando o vaso se rompe.

A TERRÍVEL SEQUÊNCIA DA OBSTRUÇÃO DAS ARTÉRIAS

1. Tudo começa com o endotélio

- Muitos estudos apontam o mau funcionamento do endotélio como o responsável pelo início do processo de aterosclerose.
- Essa "disfunção" é induzida pelos fatores de risco (fumo, hipertensão, stress, colesterol elevado, sedentarismo) e caracteriza-se por uma inflamação no local atingido, no interior da artéria.
- Essa lesão inicial ocorre geralmente nos pontos mais vulneráveis, onde o fluxo sanguíneo está alterado: nas bifurcações, por exemplo.

2. O LDL colesterol entra em ação

- O **LDL** penetra no endotélio e nas paredes da artéria nos pontos em que ela se encontra vulnerável.
- Pelo fato de a molécula de LDL carregar mais colesterol na corrente sanguínea, ela é mais facilmente "abocanhada" pelas células de defesa responsáveis pelo combate a corpos estranhos e inflamações em todo o organismo.
- O LDL intensifica a inflamação nas artérias, agora com a participação dos glóbulos brancos do sangue, um verdadeiro exército de defesa.
- O LDL, já dentro das células de defesa, inicia uma cadeia química produzindo **radicais livres** e se oxidando. Progressivamente, essas células se degeneram, transformando-se em depósitos de gordura chamados "células espumosas".
- Segundo se sabe hoje, o acúmulo de LDL nessas células de defesa inicia toda a cadeia de eventos da aterosclerose. Se pudéssemos impedir a oxidação do LDL, seria reduzido o risco de desenvolver o endurecimento das artérias (ou aterosclerose).

3. A parede da artéria responde à agressão

- Células musculares da camada média da parede da artéria vêm em socorro do endotélio e produzem substâncias que terminam por piorar as coisas.
- É nesse ponto que se inicia o processo de obstrução da artéria, passando a placa a se salientar em seu interior.

4. O vulcão explode. Um coágulo se forma sobre o endotélio lesado

- Finalmente, o vulcão explode. O endotélio apresenta no local uma verdadeira ferida exposta ao sangue.
- Sobre essa área depositam-se plaquetas e forma-se um trombo, ou coágulo, que termina por obstruir o vaso.
- Se ocorrer em uma artéria do coração, ocorre um infarto.
- Se ocorrer em uma artéria cerebral, ocorre uma trombose, um acidente vascular.

DOENÇA DAS CORONÁRIAS
UM PRESENTE GREGO DO PROGRESSO

O coração tornou-se o órgão mais sensível ao desenvolvimento da aterosclerose em suas artérias coronárias, que, como já vimos, são a fonte de oxigênio para o músculo se contrair. A aterosclerose foi definitivamente ligada ao progresso da vida humana, ao aumento da competitividade, ao stress, à disputa pela vida. E as coronárias foram as primeiras a pagar o preço. Por isso dizemos que o coração é um falso forte. A simples piora do estilo de vida e o descuido de aspectos básicos de alimentação e exercício podem propiciar o avanço da aterosclerose nas coronárias.

Sintomas de doenças coronárias – Coração dói?

Para vencer qualquer inimigo, você deve em primeiro lugar conhecê-lo e manter-se alerta à espera de seu ataque. Com suas coronárias não é diferente. Apesar de não ter sintoma algum, você pode ter obstruções significativas em suas coronárias. É o que chamamos de **isquemia silenciosa,** mais comum em diabéticos. Como se descobre isso? Mais adiante você encontrará todos os detalhes no Manual de Manutenção Preventiva, ao falarmos sobre check-up. Tenha paciência: primeiro, conheça a doença.

ANGINA PECTORIS

Em geral o primeiro sintoma da doença coronária é a **angina pectoris**. Nome impressionante, não? Quando o fluxo coronário passa a ser restrito devido à obstrução parcial da coronária, inicia-se uma dor ou um desconforto no peito. **Angina,** portanto, é um desconforto ou dor localizada no meio do peito que dura de cinco a dez minutos, acompanhada de uma sensação de aperto ou de peso, e que ocorre principalmente durante esforços excessivos ou grandes emoções. Essa dor pode estender-se para o pescoço, a mandíbula ou os braços, principalmente o esquerdo. Localiza--se em uma área ampla definida por uma mão espalmada sobre o tórax. É sinal da presença de isquemia. Parando o exercício, desaparece a dor. Quando ocorre cansaço ou falta de ar como única manifestação da isquemia, é o que chamamos de **equivalente anginoso**, por ser uma angina que se manifesta sem dor. À primeira crise de dor anginosa chamamos de **angina de recente começo**. Sua importância como sintoma é relevante porque em trinta dias, com frequência, ela evolui para infarto, uma situação mais grave. Portanto, vale a pena repetir: valorize dores novas, surgidas há pouco, de curta duração, relacionadas ao esforço e a emoções, que ocupem uma região no meio do peito da extensão de uma mão espalmada. Dores que se aponta com o dedo não são anginosas e têm mais a ver com contraturas musculares no tórax.

Causas

Uma quantidade insuficiente de oxigênio fornecida ao músculo cardíaco provoca o aparecimento da angina. O frio sobre o peito também pode provocar **espasmo da coronária**, ou seja, constrição das artérias com redução do fluxo de sangue oxigenado ao **miocárdio**. Em 1959, o Dr. Prinzmetal definiu a possibilidade de ocorrer angina com coronárias normais, sem obstruções, por espasmo ou vasoconstrição das artérias. O mais comum, no entanto, é o espasmo ocorrer sobre uma placa de gordura, mesmo que ela não seja obstrutiva. Usualmente, como o período de dor ou desconforto é curto, não chega a haver dano ao coração.

Angina instável

Quando subitamente a dor se torna mais frequente, aumenta em intensidade e ocorre em repouso ou até dormindo, está ocorrendo uma crise de **angina instável**. É uma emergência. Vá logo a um hospital. Chamamos de **instabilizacão da angina** a mudança do tipo de dor, sua frequência e intensidade, que ocorre geralmente devido a alguma modificação da placa de gordura na coronária por ruptura ou formação de coágulo sobre ela.

> ### Dor no peito nem sempre é do coração: outras dores que imitam a angina
>
> Existem muitas causas de dor torácica. Elas são, na realidade, mais frequentes do que as dores cardíacas. Não há quem, ao longo da vida, não tenha tido alguma dor muscular no tórax. São dores facilmente identificáveis, pois mudam ao movimento ou à respiração. As causas mais comuns são:
> - Espasmo de esôfago
> - Refluxo do ácido do estômago para o esôfago
> - Hérnia de hiato, que é uma extensão do estômago para dentro do esôfago, permitindo o refluxo
> - Inflamação das cartilagens das costelas onde se juntam ao esterno.
>
> **Dores musculares**
>
> Se a dor é em pontada no tórax, de curtíssima duração, bem localizada, podendo ser indicada com um dedo, ou se a pressão sobre o ponto doloroso provoca ou aumenta dor, ou se a dor muda ao movimento do tórax ou respiração,
>
> **...não é dor cardíaca.**
>
> No entanto, se você tem dúvida, vá a uma emergência. Seja esperto.

INFARTO DO MIOCÁRDIO OU ATAQUE CARDÍACO
A DOENÇA DA MODA

O infarto ocorre quando uma das três coronárias se oclui, bloqueando a oxigenação de parte do coração. É a consequência mais grave da oclusão completa de uma coronária, pois as células de uma região do coração necrosam, ou seja, morrem, por falta de irrigação do sangue, deixando uma cicatriz que no futuro poderá atrapalhar a contração do coração. A área infartada será dependente em tamanho e gravidade da importância da coronária que se fechou e da presença ou não de outras artérias irrigando a mesma área. Quando mais de uma artéria leva sangue para uma parte do coração, dizemos que existe **circulação colateral**. Mais um termo médico para complicar. Mas este é realmente importante, porque a presença de outros vasos irrigando a área minimiza o tamanho e o risco do infarto. Há casos em que uma artéria se oclui sem o conhecimento do proprietário, tão importante é a circulação colateral.

O ataque cardíaco tornou-se a doença da moda dos últimos cinquenta anos porque se converteu na maior causa de mortalidade, principalmente em pessoas jovens, entre quarenta e cinquenta anos. Nos Estados Unidos ocorrem anualmente 1,5 milhão de ataques cardíacos, um a cada vinte segundos. E um terço dos pacientes corre sério risco de vida ou morre na primeira hora, geralmente por arritmias associadas ao ataque cardíaco. Por isso se diz que ocorre uma morte por minuto por essa causa. Quase metade dos pacientes tem menos de 65 anos. Durante muito tempo o risco de um infarto foi considerado absurdamente alto, em torno de 20%. Felizmente, com o avanço da cardiologia e dos sistemas de saúde, das drogas e dos procedimentos por cateter, a mortalidade relacionada ao infarto baixou. Hoje, em uma cidade que tenha um bom sistema de atendimento domiciliar de urgência, com serviços de cardiologia capacitados, atuando sete dias por semana, pode-se reabrir por cateter a coronária na primeira hora do início da dor, reduzindo o risco para em torno de 5%. Além disso, a prevenção, o diagnóstico precoce da doença e o tratamento com remédios vêm reduzindo a incidência de infarto. Outro problema é o tempo que se leva para reabrir a coronária. Quanto menos tempo, menor a destruição do músculo atingido. Um tempo de trinta a cinquenta minutos entre o início da dor e a abertura da coronária pelo cateter é suficiente para preservar o músculo cardíaco, mantendo a contração do coração muito próxima do normal. Após três horas, a lesão pela isquemia já é definitiva e uma cicatriz terminará por reduzir a contração do coração.

INFARTO DO MIOCÁRDIO

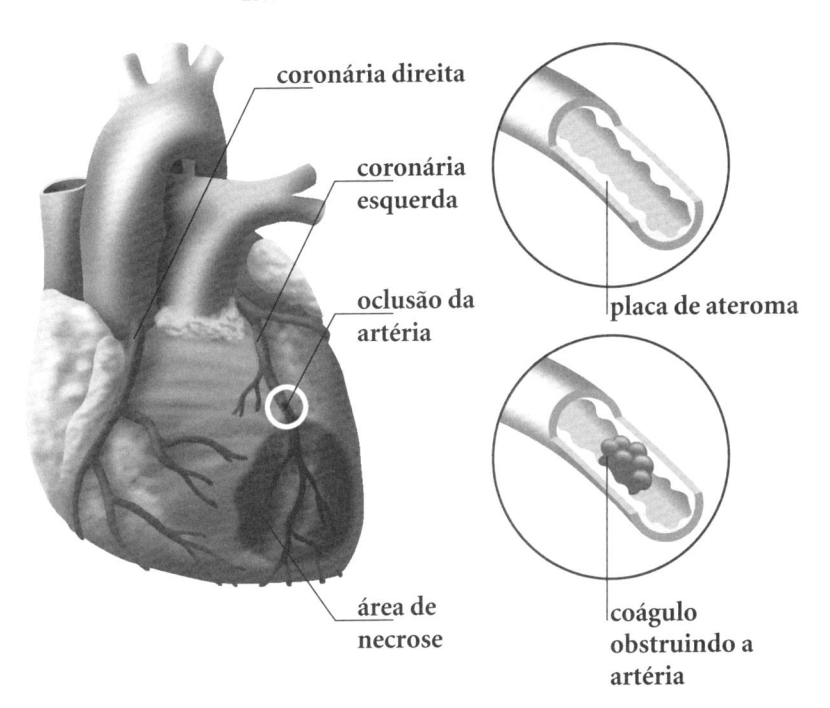

Sintomas de infarto ou ataque cardíaco

Apesar das diferenças de indivíduo para indivíduo, alguns desses sintomas estarão presentes:
- Peso ou pressão sobre o meio do tórax com a extensão de uma mão espalmada, às vezes irradiando para a mandíbula e o braço esquerdo, com duração prolongada, mas de apenas alguns minutos;
- Náusea;
- Sudorese;
- Mãos e pés frios e pálidos;
- Cansaço e prostração.

Algumas observações úteis:
- Diabéticos sentem menos dores, por isso um ataque cardíaco pode ser mais suportável, porém não menos grave. Por essa razão, os diabéticos devem sempre ficar em alerta para dores estranhas sobre o tórax e realizar exames periódicos, mesmo que estejam assintomáticos.
- Mais de dois terços dos infartados receberam um aviso prévio, a chamada **angina de recente começo**, sobre a qual já falamos anteriormente, e não souberam interpretá-lo. Ocorre em geral dias ou semanas antes do infarto, dando tempo para os espertos procurarem atendimento e diagnóstico.
- Às vezes a dor se localiza na boca do estômago ou na raiz dos dentes e menos frequentemente nas costas. São variações que podem confundir.

ARRITMIAS CARDÍACAS
SÃO PODEROSAS DOENÇAS DO CORAÇÃO

O comando elétrico do coração obedece rigorosamente à organização do sistema de eletricidade de uma cidade. Há uma usina elétrica chamada **nódulo sinusal**, que funciona automaticamente emitindo de setenta a oitenta estímulos por segundo. Este sinal chega ao centro do coração após transitar pelos átrios e encontra o **nódulo atrioventricular**. Este é o transformador que amplifica o sinal e o envia aos ventrículos. Na passagem do estímulo elétrico pelos átrios, a musculatura de suas paredes se contrai. O mesmo acontece posteriormente com os ventrículos. O coração no ritmo certo se contrai regularmente sem pausas ou disparos. Porém, qualquer segmento do sistema elétrico do coração pode gerar distúrbios de ritmo. São as chamadas **arritmias**.

Elas são muito mais comuns do que se imagina, mas a maioria é insignificante sob o ponto de vista do risco. Porém, há arritmias malignas extremamente perigosas. Quem não viu jovens atletas sucumbirem em plena partida de futebol? A causa geralmente é a ocorrência de arritmias malignas que interrompem o fluxo de sangue para o cérebro e terminam em parada total do coração. Fala-se que 25% de todas as mortes são causadas por arritmias. Nos Estados Unidos são quatro milhões de internações por ano devido a problemas com o ritmo cardíaco.

Causas

Há inúmeras causas. A doença das coronárias é a geradora mais comum de arritmias malignas. Mas o crescimento de átrios e ventrículos motivado por diferentes problemas também pode produzir arritmias. Por isso pode-se dizer que todas as doenças cardíacas, sejam elas quais forem, em determinado momento geram arritmias, que passam a ser um sinal de alarme avisando que a doença está presente e pode estar evoluindo.

Sintomas mais comuns

A maioria das arritmias pode passar despercebida pelos pacientes, principalmente se forem benignas. As palpitações, descritas como a consciência súbita do batimento cardíaco, são o sintoma mais comum. Podem ocorrer como um disparo de alguns segundos ou até de horas. A sensação de que o coração vai sair pela boca é a descrição mais frequente para disparos de duração mais longa. Outro sintoma é a tontura. A sensação de desmaio pode demonstrar a presença de uma arritmia mais grave, com sudorese, esfriamento da pele e progressiva perda de consciência. E, é óbvio, a situação mais crítica é a da **parada cardíaca**, com inconsciência, perda de urina, convulsões, esfriamento da pele, ausência de pulso e de pressão. Nessa condição, 95% dos pacientes morrem antes de chegar a um hospital, o que chamamos de **morte súbita**, a não ser que sejam reanimados pelas manobras de ressuscitação.

Tipos de arritmias atriais

Como já diz o título, são arritmias geradas nos átrios. Como regra são mais benignas do que as que se iniciam nos ventrículos.

Taquicardia sinusal

É a que experimentamos ao levar um susto ou fazermos exercícios intensos. Febre e problemas de tireoide também podem causá-la. Trata-se de coração acelerado, geralmente de caráter benigno. A taquicardia sinusal pode elevar a frequência a mais de 120 batimentos por minuto, enquanto a normal não passa de 80.

Bradicardia

Apresentada pelos atletas bem treinados, cuja frequência cardíaca sempre está abaixo de sessenta. Mas essa é uma situação normal. Porém, quando a bradicardia é tão intensa que provoca tonturas, falta de força, sensação de desmaio, significa que o bombeamento do sangue está comprometido. A causa disso pode ser um bloqueio do estímulo cardíaco que vem da usina elétrica, e aí pode estar indicado um marca-passo.

Flutter atrial

É o disparo dos átrios, que pode ser acompanhado também por frequência alta dos ventrículos. Nessa condição, os átrios batem ritmicamente em frequências acima de 200, enquanto os ventrículos apresentam frequências geralmente metade da atrial. Ou seja, a cada dois ou três batimentos dos átrios ocorre um batimento dos ventrículos.

Fibrilação atrial

Também é uma taquicardia gerada por contrações caóticas e irregulares dos átrios com consequente aceleração dos ventrículos. A diferença em relação ao flutter é que o ritmo é absolutamente irregular. Devido à redução do fluxo sanguíneo pelos átrios, o risco é formarem-se coágulos dentro do coração que possam deslocar-se para o cérebro. Pode ser causada por problemas de tireoide, hipertensão, doença das coronárias e distúrbios do sono com apneia, provocando aumento do átrio esquerdo.

Extrassístoles supraventriculares

São batimentos prematuros gerados nos átrios, com baixo risco, dando a sensação de um tropeço do coração. São benignas.

Taquicardia supraventricular ou taquicardia atrial paroxística

É a aceleração súbita do coração gerada nos átrios e de duração variável, causando a sensação de que o coração vai sair pela boca. Em geral começa e termina subitamente e pode não ter causa identificável, apesar de geralmente estar relacionada com problemas na tireoide ou doença cardíaca.

Tipos de arritmias ventriculares

Extrassístoles ventriculares

São batimentos prematuros gerados em um foco ventricular. Causam a sensação de tropeço ou tranco do coração, como se faltasse um batimento ou tivesse ocorrido um a mais. Normalmente as pessoas nem sentem esta arritmia. Pode ser potencialmente perigosa se induzir arritmias mais graves, quando os tropeços são agrupados e frequentes.

Taquicardia ventricular

É o disparo do coração gerado por um foco elétrico nos ventrículos, que leva à aceleração do batimento. Se prolongada, tem como consequência a interrupção do bombeamento do sangue e a morte súbita.

Fibrilação ventricular

É geralmente gerada por uma taquicardia ventricular que não foi interrompida, levando à deterioração do ritmo cardíaco. O coração perde sua capacidade contrátil e só tremula, sem bombear sangue algum. É tipicamente o que leva à morte súbita.

Bloqueios cardíacos

O coração tem um sofisticado sistema de "fios elétricos" que levam o estímulo desde a usina (nódulo sinusal) até o músculo dos ventrículos. Bloqueios em qualquer nível geram problemas e podem ser detectados pelo eletrocardiograma. A interrupção em nível do nódulo atrioventricular – o amplificador situado no centro do coração – traz consequências graves porque impede a contração dos ventrículos em frequência adequada. Chamamos a isso de **bloqueio atrioventricular**. Nessa condição, os ventrículos se contraem com frequência muito baixa, trinta ou quarenta contrações por minuto – insuficiente para manter o fluxo cerebral em níveis adequados. Ocorrem então desmaio, convulsão, perda de urina, exatamente como nos casos de fibrilação ou taquicardia ventricular, mas dessa vez motivados por bradicardia.

Morte súbita

É a situação mais dramática, em que a primeira manifestação da doença coronária é a morte. Geralmente ocorre por uma arritmia grave, um disparo do coração com alta frequência, que perde sua capacidade de mandar o sangue adiante e manter a pressão. A causa dessas arritmias é geralmente a falta de oxigênio no músculo cardíaco (isquemia).

Segundo a Associação Americana de Cardiologia, metade das mortes por doença coronária são súbitas e inesperadas.

Diagnóstico das arritmias

A **história** relatada pelo paciente colabora muito no diagnóstico. O relato dos sintomas já indica a presença de distúrbio do ritmo cardíaco.

O **exame físico** serve para comprovar a existência da arritmia ou da doença que a está causando. Costumo dizer que arritmias em consultório médico são como papagaios em um concurso de rádio ou televisão. Nunca falam diante do microfone. Arritmias geralmente não aparecem no momento do exame físico do paciente. Porém, há situações em que a simples ausculta do coração ou a palpação do pulso já identificam a presença e o tipo de arritmia.

O **eletrocardiograma** é o registro do batimento cardíaco obtido na superfície do corpo. Ao contrair-se, o coração gera um campo eletromagnético que é detectado através de eletrodos colados à pele. Obviamente, é o mais importante mecanismo diagnóstico de arritmias, seguido do **teste de esforço** em esteira.

O **holter de 24 horas**, que é a gravação do eletrocardiograma, é extremamente útil para detectar arritmias durante as atividades normais do paciente.

Se a arritmia for de difícil diagnóstico, pode ser necessário o **estudo eletrofisiológico**, como veremos no **Manual de consertos** e no **Apêndice**.

INSUFICIÊNCIA CARDÍACA

Ocorre insuficiência cardíaca quando o coração não consegue bombear adequadamente o sangue para os pulmões e para o resto do corpo. Esse processo costuma ser lento e progressivo. Inicia-se pela dilatação dos ventrículos, depois os átrios dilatam. As paredes do coração de início ficam mais grossas (hipertrofiadas), a frequência dos batimentos aumenta para compensar a menor quantidade de sangue bombeada. A piora progressiva da contração reduz ainda mais a quantidade de sangue impulsionada em cada sístole. O normal é que o esvaziamento do coração seja de 70% de seu volume. À medida que vai piorando o seu desempenho, menor quantidade é ejetada, ficando um resíduo cada vez maior dentro das cavidades ao final da contração. A esse índice chamamos **fração de ejeção**, e ele corresponde à porcentagem do volume total ejetado em cada sístole. Os sintomas de insuficiência cardíaca geralmente já aparecem quando a ejeção cai aos 40%, piorando muito daí para frente. Nos casos mais graves, que têm como única perspectiva o transplante, a fração de ejeção fica em redor de 15%, e o organismo fica literalmente encharcado de líquido, devido à absoluta falta de capacidade do coração de mandar o sangue adiante. Surgem edemas nos pés, nas pernas, líquido dentro do abdômen, fígado aumentado, e a capacidade física do paciente simplesmente desaparece.

Tipos de insuficiência cardíaca

Há tipos diferentes de insuficiência de acordo com a área afetada.

Insuficiência cardíaca esquerda

É a que ocorre por falha do ventrículo esquerdo. A consequência mais imediata é o acúmulo de líquido nos pulmões. Por isso a dispneia ou falta de ar é o sintoma mais comum, além de cansaço progressivo a esforços menores.

Insuficiência cardíaca direita

É motivada pela perda da capacidade de contração do ventrículo direito. Sua consequência imediata principal é o acúmulo de líquido nas pernas, nos tornozelos e no abdômen. **Edema** é a palavra que define esse acúmulo de líquido, e **anasarca** é a palavra que define a presença de edema em todo o corpo. Ambos podem ocorrer como consequência da insuficiência direita ou por uma doença pulmonar que transforma os pulmões em uma barreira à passagem de sangue. A isso os médicos chamam de **cor pulmonale,** caracterizando a falência cardíaca devida ao pulmão.

Causas de insuficiência cardíaca

Qualquer mecanismo que afete a contração do coração torna-se causa de insuficiência cardíaca. O infarto é uma causa comum. Infecção viral no músculo, chamada **miocardite,** afeta a contração do coração. Tal qual nos computadores, o vírus muda a eficiência de contração das células musculares cardíacas (aliás, foi daí que o termo "vírus do computador" foi importado). Uma gripe forte pode afetar o coração para o resto da vida. Por sorte isso é uma evolução rara da gripe. Doenças do músculo cardíaco chamadas **miocardiopatias** são as causadoras de um bom número de casos de insuficiência cardíaca.

Sintomas

Falta de ar ou **dispneia** é o primeiro sintoma. Torna-se mais severa quando acompanhada de **ortopneia,** que é falta de ar intensa ao deitar, necessitando sempre voltar à posição sentada para obter mais conforto. A intensidade é ainda maior quando surge **dispneia paroxística noturna,** que acorda o paciente durante o sono com a sensação de afogamento. A falta de ar, a respiração curta e o cansaço a esforços progressivamente menores são, portanto, os primeiros sintomas.

> A Associação de Cardiologia de Nova York criou há muitos anos uma escala de sintomas para caracterizar a gravidade da insuficiência cardíaca em quatro graus:
>
> Classe 1 – Sem sintomas
> Classe 2 – Sintomas a grandes esforços
> Classe 3 – Sintomas a médios esforços
> Classe 4 - Sintomas aos pequenos esforços.
>
> Considera-se um esforço pequeno tomar banho, caminhar no plano alguns metros. Um grande esforço é o equivalente a subir rápido dois lances de escada. Esforço médio é caminhar depressa no plano ou subir um lance de escada.

Diagnóstico

Um bom médico diagnostica facilmente insuficiência cardíaca através da história clínica e do exame físico. O paciente relata suas dificuldades crescentes em caminhar devido ao cansaço e falta de ar. No exame físico o edema, associado a um ruído acessório na ausculta do coração, além de líquido nos pulmões, também detectado pelo estetoscópio, fazem o diagnóstico.

O estetoscópio e a habilidade do médico podem fazer o diagnóstico e estabelecer sua gravidade. Exames laboratoriais ajudam pouco, com exceção do BNP (peptídeo), que indica a presença de excesso de líquido distribuído pelo corpo por falha do coração. A simples constatação do aumento de peso é útil para informar que existe líquido demais no organismo. Um raio X de tórax consolida o diagnóstico, confirmando a congestão pulmonar e, às vezes, até a presença de volume líquido nas pleuras.

Outros exames mais avançados são extremamente úteis. O **ecocardiograma** nos dá uma ideia precisa do tamanho das cavidades cardíacas, do funcionamento das válvulas e dos volumes do coração. Além disso, define a fração de ejeção, que é o grande indicador de insuficiência cardíaca e do volume de sangue bombeado em cada batimento.

> **AVISO AOS PROPRIETÁRIOS**
>
> A insuficiência cardíaca é um problema sério que pode encurtar sua vida. Entre em contato com seu médico quando houver qualquer modificação dos sintomas. Faça consultas periódicas, cumpra as recomendações de seu médico. Não brinque com sua vida!

DOENÇAS DO MÚSCULO CARDÍACO CAUSAM INSUFICIÊNCIA CARDÍACA

São chamadas também de **miocardiopatias** (mio=músculo, cardio=coração, patia=doença). Atingem a parte do coração que se contrai impulsionando o sangue, com consequências que podem tornar-se graves. Sua forma mais comum é a **miocardiopatia dilatada ou congestiva,** conhecida popularmente como "coração de boi". Nesse caso, o músculo perde sua capacidade contrátil e se dilata. Como já dissemos, por incrível que possa parecer, é geralmente causada por um vírus, às vezes banal, como o vírus da gripe, por exemplo. Tal como no computador, o vírus desprograma a fibra muscular, que perde sua capacidade de contração.

A outra forma é a **miocardiopatia hipertrófica,** em que ocorre um espessamento importante do músculo, reduzindo o tamanho do ventrículo esquerdo. Com isso cai a sua capacidade de bombeamento, porque não há relaxamento adequado entre as contrações, e o volume de enchimento fica reduzido. A primeira providência que a natureza adota é aumentar a frequência dos batimentos na tentativa de manter o mesmo volume por minuto. Progressivamente, porém, surge o esgotamento do coração, e a dilatação dos ventrículos ocorre. A causa é geralmente genética, porém a hipertensão arterial por longa data pode também levar à hipertrofia do músculo.

CORAÇÃO DILATADO

coração normal   coração dilatado

ventrículo esquerdo dilatado

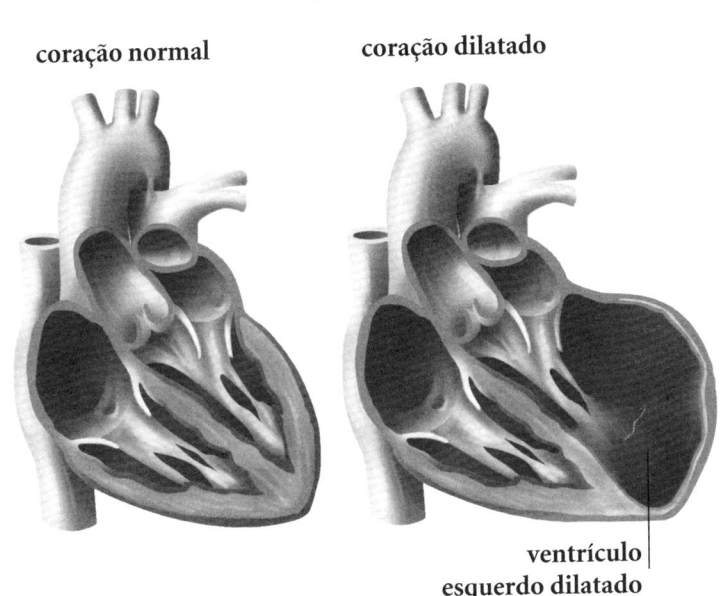

DOENÇAS DAS VÁLVULAS CAUSAM INSUFICIÊNCIA CARDÍACA

O vazamento das válvulas do coração causa o que chamamos **sobrecarga de volume** devido ao refluxo de grande quantidade de sangue pela válvula. Quando há uma barreira do fluxo de sangue porque uma das válvulas está obstruída, chamamos de **estenose**. Nesse caso, ocorre **sobrecarga de pressão**, pela dificuldade do sangue em vencer a barreira. Portanto, falhas no enchimento do coração e no seu esvaziamento são motivos para o aparecimento de insuficiência cardíaca.

Quando as válvulas funcionam mal

Como já descrevemos, as quatro válvulas do coração têm a função de permitir que o sangue flua na direção correta. Quando permitem algum vazamento, o sangue reflui, causando uma sobrecarga ao coração. A isso o cardiologista chama de regurgitação ou **insuficiência valvular**. Quando as válvulas se obstruem, por alguma razão, tornando-se mais rígidas e reduzindo seu orifício, sobrecarregam o coração, que deve aumentar sua contração na tentativa de fazer passar a quantidade de sangue usual através delas. A isso chamamos de **estenose valvular**.

Causas do mau funcionamento das válvulas

Infecções ou endocardites

As válvulas podem ser suscetíveis a infecções. Germes entram através de infecções dentárias ou por qualquer outro lugar do corpo, até por pólipos intestinais, e se fixam nas válvulas do coração, destruindo-as progressivamente.

Prolapso mitral

Trata-se de uma alteração da válvula mitral que causa sua protusão para dentro do átrio a cada contração do coração. É como se os folhetos fossem redundantes, dando à válvula, quando fechada, um aspecto de paraquedas enfunado. É um dos defeitos das válvulas que podem causar endocardites. Por isso os portadores sempre devem fazer profilaxia quando se submetem a procedimentos profundos no dentista ou sofrem ferimentos possivelmente infectados. Prolapso mitral é comum, principalmente entre as mulheres. Calcula-se que 10% das mulheres jovens podem apresentar esse defeito ao longo da vida. Os sintomas são variados, como palpitação, taquicardia, dores no peito etc. Trata-se de uma interação entre o cérebro e o coração ainda sem causa definida. Sua gravidade é mínima, e o problema principal é o desconforto causado pelos sintomas. Raramente o prolapso mitral altera a válvula durante a vida a ponto de deixá-la com grau severo de regurgitação, necessitando cirurgia. Estes casos têm geralmente em sua origem uma alteração anatômica chamada **mixomatose**. São diferentes dos usualmente encontrados em mulheres entre vinte e quarenta anos, quando não há vazamento algum. O prolapso mitral típico apresenta somente um abaulamento dos folhetos, detectado na ausculta do coração ou na ecocardiografia. O problema é que as válvulas com prolapso são mais propensas a abrigar infecções, pois nelas os germes se fixam causando endocardite.

Ruptura de papilares

Válvulas anormais podem ter papilares e cordoalhas alongados que se rompem com o tempo. Isso exige cirurgia imediata. São geralmente casos de **mixomatose valvular**, ou seja, alterações anatômicas mais profundas da válvula, que já nascem com o paciente.

Febre reumática

Em países mais pobres, uma infecção por estreptococos na garganta pode provocar através das toxinas da bactéria alterações nas válvulas cardíacas, levando à necessidade de cirurgia. A febre reumática era muito comum no Brasil, mas hoje é uma doença em extinção. Sua incidência alta em um país tornou-se um marcador de pobreza. Ainda há adultos com lesões residuais que vão à cirurgia geralmente depois dos trinta anos de idade. Há raros casos novos em crianças. A lesão mais comum é a estenose mitral, em que a válvula está rígida e obstruída. Mas a válvula aórtica também costuma ser atingida. Pelas alterações provocadas nas válvulas há vulnerabilidade à fixação de bactérias que provocam endocardite.

Válvulas bicúspides

Normalmente as válvulas aórticas são constituídas por três folhetos que se abrem e se fecham com flexibilidade. Porém, quase 2% da população nasce com válvulas de dois folhetos, que provocam algum turbilhonamento na passagem do sangue. Como consequência, podem tornar-se mais rígidas, principalmente em idosos. Podem também se infectar mais facilmente com algum germe circulante. As válvulas bicúspides têm maior tendência de se calcificarem ao longo da vida, tornando-se blocos pétreos que impedem progressivamente a passagem de sangue. Com o aumento da sobrevida da população, estamos vendo com mais frequência válvulas aórticas bicúspides e tricúspides calcificadas. Até hoje não se tem uma ideia clara do motivo da calcificação das válvulas cardíacas.

Cardiopatias congênitas
As mais comuns são estenoses da válvula pulmonar e aórtica. Ocorrem geralmente em associação com outros defeitos cardíacos congênitos.

Diagnóstico

O velho estetoscópio é ainda o principal meio de diagnóstico de problemas nas válvulas do coração. Porém, o ecocardiograma, que permite o acesso a imagens dinâmicas do funcionamento das válvulas, tornou-se a forma mais precisa de avaliação. O que vai chamar a atenção do paciente são os sintomas, que serão progressivos na medida do avanço da gravidade das lesões. São geralmente: cansaço aos esforços, falta de ar e edema nos tornozelos.

DOENÇAS DA AORTA
A maior artéria do corpo humano

É comum ouvir-se que algum amigo morreu de ruptura da aorta. Quando não há diagnóstico prévio, a primeira manifestação pode ser a morte súbita. Porém, havendo chance de diagnóstico, a doença é curável, e o futuro, previsível. A aorta é a maior artéria do corpo humano, e seu diâmetro é comparável ao de um gargalo de uma garrafa de vinho. Porém, por inúmeras causas, inclusive genéticas, esse diâmetro pode aumentar. Ocorre, então, o que chamamos de **aneurisma**. Aneurisma é a palavra que define a fragilidade da parede da artéria, que leva à dilatação do vaso naquele ponto. Quanto maior o aneurisma, maior o risco de ruptura e hemorragia grave. A aorta distribui todo o sangue oxigenado que sai do coração para os tecidos. É como se fosse o encanamento principal que sai da hidráulica, emitindo ramificações para todos os bairros. Estende-se do coração até as pernas, situando-se ao lado da coluna e bifurcando-se ao final do abdômen em duas **artérias ilíacas**, que alimentarão os membros inferiores. Nesse trajeto supre de sangue oxigenado o cérebro, os braços, as pernas, as vísceras, os rins etc. A partir de certo tamanho (seis centímetros no tórax e cinco no abdômen), a aorta pode se romper. Rupturas da aorta são catastróficas, por isso temos que nos antecipar. E ela pode se dilatar sem você saber.

Causas

O problema mais comum é a aterosclerose que, aliás, pode afetar qualquer artéria do corpo humano. Sua ação mais conhecida, como já vimos, é sobre as artérias coronárias, causando angina e infarto. Como a aorta é um grande conduto, o problema gerado

Aneurisma da Aorta

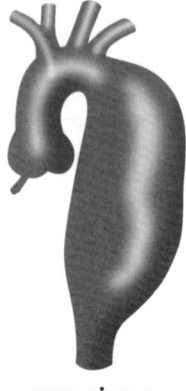

| aneurisma da aorta | cirurgia aberta | cirurgia por cateter |

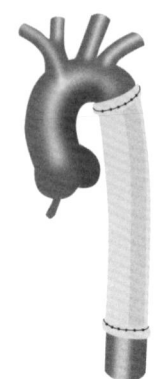

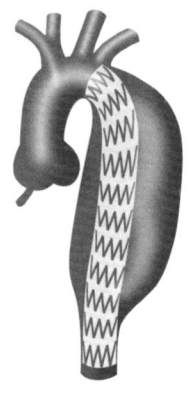

pela aterosclerose não é a sua obstrução, como nas coronárias, mas a sua ruptura. Além da aterosclerose, pressão arterial muito elevada ou anormalidades do tecido conjuntivo, que dá estrutura às paredes das artérias, constituem as causas principais.

Há também uma doença genética chamada **Síndrome de Marfan**, cujos portadores se caracterizam por terem mãos e dedos longos, braços desproporcionalmente compridos, altura exagerada, como se o indivíduo tivesse sido tracionado pela cabeça e pelos pés. O problema principal dessa doença é a grande incidência de aneurismas, devido à ruptura das conexões entre as fibras de tecido conjuntivo da parede da aorta.

Diagnóstico

O diagnóstico de aneurisma é difícil. Principalmente porque raramente a dilatação da aorta produz sintomas e, quando ocorre dor intensa no tórax ou no abdômen, geralmente é tarde, pois a ruptura já se iniciou. A dor costuma ser intensa, como se fosse uma faca penetrando. Uma cirurgia de urgência deve ser desencadeada. No tórax, o diagnóstico geralmente é feito por exames radiológicos, tomografia ou ressonância. A ecografia só detecta aneurismas muito próximos do coração. No abdômen, além da ecografia, o médico pode palpá-lo e encontrar uma massa pulsátil. Por tudo isso, mais do que nunca fica evidenciada a necessidade do check-up anual. Se você ainda não está convencido, lembre-se dos seus amigos que morreram subitamente com essa doença curável. É importante diagnosticar em tempo.

A DISSECÇÃO DA AORTA – UM DESAFIO

Os aneurismas podem ser crônicos, quando dilatam progressivamente o vaso durante anos até atingir o ponto de ruptura. Aí se tornam uma emergência médica. Mas talvez a maior situação de risco que ocorre também na aorta seja provocada por uma outra doença, chamada **dissecção da aorta**. É geralmente assintomática, não dá nenhum sinal. A aorta rompe-se em um ponto, na maioria das vezes perto do coração ou logo após a saída da artéria do braço esquerdo. A ruptura é localizada na parede interna, ficando o sangue contido pela parede externa da aorta. Imaginem um pneu com câmara de ar. A câmara se rompe e o ar se infiltra entre ela e o pneu. É o que acontece na dissecção da aorta. A parede se delamina, se rompe, e o sangue cava um novo caminho entre as duas camadas da parede, deixando alguns órgãos sem circulação. Pela pressão do sangue, as duas paredes são separadas, permitindo que o sangue passe a circular entre elas, formando uma falsa luz em toda a extensão do vaso. A dor é terrível. É como se uma espada estivesse sendo cravada no tórax. É assim que os pacientes a descrevem. A situação exige atitudes imediatas. A única solução para a maioria dos casos é uma cirurgia, que quanto mais precoce for, melhor resultado terá.

Dissecção da aorta

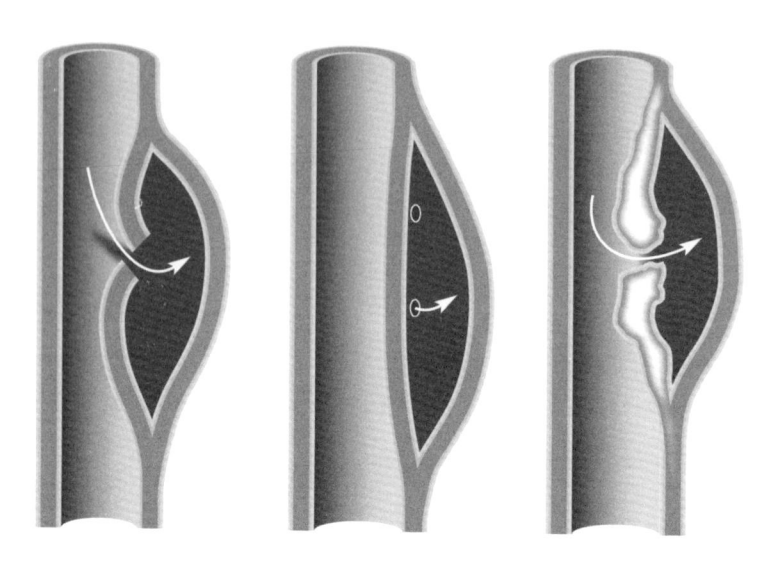

O sangue penetra por uma ruptura entre duas camadas da parede da aorta.

PERICARDITE

O pericárdio é uma membrana em forma de saco que envolve todo o coração. Seu interior contém uma fina camada de líquido que permite o deslizamento do coração em cada batimento. A inflamação dessa membrana é chamada de pericardite. Aliás, sempre que o médico usa alguma palavra terminada em "ite", ele está indicando a presença de uma inflamação. Há outros exemplos que você já conhece por serem muito comuns: conjuntivite (inflamação nos olhos), gastroenterite (no aparelho digestivo), prostatite (na próstata).

Causas

Infecções bacterianas ou virais podem causar pericardites. Com a volta recente da tuberculose devido à proliferação do Bacilo de Koch por meio de aidéticos, voltamos a encontrar casos de pericardite tuberculosa. Pacientes com insuficiência renal também são mais propensos à formação de líquido no pericárdio. Alguns tipos de câncer podem invadir o pericárdio, causando inflamação. O pericárdio é a última barreira imunológica de defesa do coração. Pela reação inflamatória pode se formar líquido em excesso, que comprime o coração (**derrame pericárdico**), interferindo na eficiência dos batimentos e provocando dificuldade respiratória intensa e até parada cardíaca. Nesses casos, uma punção ou uma pequena abertura do tórax sobre o coração é uma manobra salvadora. Outras vezes, como consequência da inflamação, aumenta a espessura do pericárdio, que se torna rígido e colado ao coração, restringindo o enchimento dos ventrículos e causando cansaço a pequenos esforços (**pericardite constritiva**). É muito comum ocorrer inflamação do pericárdio e das pleuras após uma cirurgia do coração. Trata-se de um processo passageiro, que ocontece em geral entre duas a quatro semanas após a cirurgia e causa febre, dor torácica e dispneia, com derrame pericárdico e pleural (**síndrome pós-pericardiotomia**).

Sintomas

Doenças do pericárdio causam dor, dispneia, desconforto e febre.

Diagnóstico

Com o estetoscópio ou ecocardiograma é feito o diagnóstico.

CÂNCER
Pode ocorrer no coração?

Sim, mas, em geral, e ainda assim raramente, ocorrem principalmente tumores benignos. Tumores malignos são muito raros. Tumores cardíacos causam mais problemas porque seu crescimento obstrui o fluxo de sangue através do coração. O mais comum é o chamado **mixoma**, uma massa gelatinosa que se prende nas paredes dos átrios e que, com seu crescimento, pode bloquear a passagem de sangue através das válvulas mitral e tricúspide. Nesse caso exige cirurgia imediata, mas com risco muito baixo. Tumores nos ventrículos são raros e podem ser fatais pela dificuldade de ressecção, às vezes impossível, dependendo das estruturas invadidas por eles. Além disso, metástases de tumores de pulmão ou de outros órgãos vizinhos podem atingir o coração.

DOENÇAS CONGÊNITAS

São as malformações cardíacas que ocorrem no desenvolvimento do feto na fase intrauterina. Não há prevenção possível para elas além de um pré-natal bem feito. O número de crianças nascidas com defeitos no coração se mantém em torno de 1% dos nascimentos vivos, seja em classes favorecidas ou não. No Brasil são em torno de 27 mil crianças que nascem anualmente com algum defeito cardíaco.

Desde o primeiro exame feito na sala de parto, o pediatra já pode identificar sopro cardíaco ou cianose, que é o aspecto azulado da pele por mistura do sangue arterial e venoso através de um orifício dentro do coração. Já durante a gravidez é feito o diagnóstico desses defeitos através de ecocardiograma fetal.

Cardiopatia congênita detectada na idade adulta está ficando cada vez mais rara, porque a maioria absoluta dos problemas é detectada e corrigida na infância. Porém, há um tipo de defeito que pode passar despercebido.

COMUNICAÇÃO INTERATRIAL OU FORAMEN OVAL ABERTO

É a condição em que, no momento do nascimento, não se oclui perfeitamente a membrana que divide os átrios, permitindo a passagem de alguma quantidade de sangue de um lado a outro do coração. Quando o defeito é grande, já na infância detecta-se o aumento do fluxo de sangue aos pulmões. Porém, defeitos pequenos podem chegar à idade adulta sem serem detectados. A primeira manifestação pode tornar-se a passagem de um pequeno coágulo para o lado esquerdo, terminando por abrigar-se no cérebro. O paciente tem um breve distúrbio de equilíbrio ou de consciência, revelando depois, em um ecocardiograma transesofágico, o orifício entre os átrios e o fluxo de sangue da direita para a esquerda através dele. Alguns casos de **enxaqueca crônica** parecem estar também associados a esse tipo de defeito.

Mais de 90% dos defeitos congênitos do coração são constituídos de orifícios nos septos atrial ou ventricular, **estenoses de válvulas pulmonares e aórticas**, **persistência do canal arterial** (resquício da circulação fetal) ou obstruções da aorta, também chamadas **coarctações.**

Estes são também os problemas mais simples que podem chegar à idade adulta. Os casos mais complexos, como falhas na formação dos ventrículos ou inversão das artérias que saem do coração, pela sua severidade, exigem cirurgia nos primeiros meses de vida.

A boa notícia é que 90% das crianças com defeitos congênitos do coração, quando operadas no tempo certo e bem acompanhadas, chegam à idade adulta saudáveis.

EMBOLIA PULMONAR

Coração e pulmão, além de serem vizinhos, são interconectados. Êmbolos (coágulos) vindos das pernas podem deslocar-se através do coração e chegar até o pulmão, causando a morte por impedirem o fluxo de sangue. A isso damos o nome de **embolia pulmonar**. Sua causa principal são varizes ou traumas sobre as pernas que podem gerar coágulos que viajam para cima, passando pelo átrio direito e pelo ventrículo direito, chegando ao pulmão. Aí bloqueiam uma área de tamanho variável, de acordo com a importância da artéria atingida. O risco depende do tamanho dessa área.

Outra fonte de coágulos é a presença de alguns tipos de câncer, o uso de anticoncepcionais e o tempo prolongado de imobilidade do corpo. A **síndrome da classe econômica** já provocou algumas vítimas em voos demasiadamente longos. Por isso, movimentar as pernas e caminhar dentro do avião é saudável, apesar das reclamações dos comissários.

Sintomas

Dor torácica e dificuldade para respirar são os sintomas principais. Em embolias de maior extensão há queda de pressão, sudorese fria e até choque. Embolias pequenas podem ocorrer sem sintomas, atingindo pequenas áreas do pulmão. A ocorrência de sucessivas pequenas embolias termina afetando toda a função pulmonar.

Diagnóstico

É feito com raio X de tórax e angiotomografia dos pulmões. No sangue são detectados **dedímeros,** cujo aumento guarda relação com a severidade da embolia.

HIPERTENSÃO PULMONAR

A estreita interligação entre pulmão e coração faz com que alterações em um órgão provoquem mudanças no funcionamento de outro. A hipertensão pulmonar é um exemplo disso. É o aumento da pressão na artéria pulmonar que leva o sangue do ventrículo direito ao pulmão para ser oxigenado. Ocorre quando há alguma alteração no coração obstruindo o fluxo do sangue, como no caso da estenose mitral, que é um estreitamento dessa válvula, que reduz a passagem de sangue. Ocorre também por inúmeras outras causas mais raras, e às vezes por simples alteração nos vasos do pulmão, que se contraem impedindo o fluxo normal de sangue. Quando há defeitos congênitos do coração, comunicando o lado esquerdo com o direito, também há aumento da pressão pulmonar por excesso de volume de sangue que chega ao pulmão.

Um aspecto curioso da hipertensão pulmonar é que existe um eficiente tratamento com um medicamento que, ao ser pesquisado, revelou-se também eficiente para melhorar a ereção masculina: o sildenafil, amplamente conhecido como Viagra.

SOPRO CARDÍACO

O turbilhonamento do sangue ao passar pelo coração ou por outros vasos provoca um ruído que pode ser detectado pelo estetoscópio. Quanto maior a velocidade da passagem do sangue por uma obstrução na artéria, maior é a intensidade do sopro.

Na infância é comum serem detectados sopros chamados inocentes, que nada têm a ver com defeitos do coração. São geralmente provocados por angulações em estruturas cardíacas devidas ao reposicionamento normal do coração em crescimento.

Porém, quando há um defeito cardíaco causando a passagem de sangue por orifícios estreitos, uma válvula, por exemplo, o sopro é dito patológico. Ouvidos experientes podem fazer um diagnóstico preciso do tipo de lesão existente. Atualmente, a confirmação sempre é feita por ecocardiograma, que é outra forma de detectar ruídos no coração utilizando um efeito da física chamado *doppler* (ver no **Apêndice**).

DOENÇA VASCULAR PERIFÉRICA

É a mesma aterosclerose que afeta as coronárias, se estendendo para as pernas. Sua gravidade depende do grau de obstrução causado pela doença.

> **SINTOMAS QUE FAZEM O DIAGNÓSTICO**
>
> Dores nas pernas ao caminhar distâncias progressivamente mais curtas são o sinal de evolução da doença. A isso chamamos claudicação. Quando as distâncias que provocam dor se reduzem a menos de cem metros, o tratamento deve ser indicado.

OUTRAS DOENÇAS QUE PODEM AFETAR O CORAÇÃO

Incluímos aqui algumas doenças que não são geradas pelo coração, mas que terminam afetando o seu funcionamento.

DIABETES

PARA INÍCIO DE CONVERSA, O QUE É?

Diabetes não é uma doença cardíaca, mas é uma grande causadora da aterosclerose, que atinge em cheio o coração. Mais de 30% dos pacientes que necessitam de ponte de safena por obstruções das coronárias são também portadores de diabetes. O **diabetes mellitus** é uma doença crônica que leva o indivíduo a apresentar um nível de glicose (açúcar) no sangue acima do normal. Em indivíduos normais, essa taxa é de aproximadamente 60 a 110 mg%, após jejum de doze horas. Quando os níveis de glicose no sangue estiverem acima desta faixa acontece **hiperglicemia**, e quando se apresentarem abaixo desta faixa acontece **hipoglicemia**. As duas situações podem ocorrer no diabético.

Segundo a Organização Mundial de Saúde (OMS), o diabetes existe quando a taxa supera persistentemente 126 mg% em jejum de doze horas. Ou quando, a qualquer hora do dia, mesmo após as refeições, for superior a 200 mg% acompanhada de sede, diminuição do peso e aumento do volume de urina. Porém, segundo a American Heart Association, para prevenir a doença das coronárias já se deve combater elevações da glicose entre 110 e 126 mg%. Nesse nível há o que chamamos de **intolerância à glicose**.

A **insulina** é um hormônio produzido pelo pâncreas, um órgão localizado próximo ao estômago. É o hormônio responsável pela queima do açúcar no sangue. O organismo precisa de insulina para executar o metabolismo do açúcar, das gorduras e das proteínas. O diabetes acontece quando o mecanismo de produção de insulina para de funcionar ou apresenta defeitos, fazendo com que o organismo não consiga usar a glicose do sangue.

> **Posso ser diabético sem saber?**
>
> - Há no Brasil aproximadamente onze milhões de diabéticos. Calcula-se que mais de um terço não saiba que tem a doença.
> - O número de diabéticos aumenta em torno de 8% por ano, principalmente devido ao aumento do número de idosos e de obesos no país. Com a obesidade e o aumento da idade, cresce a incidência de diabetes.

Por que é importante saber sobre essa doença?

> O diabetes mal controlado pode causar inúmeras complicações. As mais comuns são:
>
> - **Aterosclerose (obstrução das artérias cerebrais, das artérias do coração, dos rins e das pernas)**
> - **Infarto do miocárdio**
> - **Cegueira**
> - **Isquemia cerebral e AVC**
> - **Insuficiência renal**

A amputação, o problema mais temido pelos portadores de diabetes, é resultado da **neuropatia periférica** (uma complicação da doença que atinge o sistema nervoso). Quando os nervos são afetados, gradativamente a pessoa acaba perdendo a sensibilidade nos membros inferiores. À medida que o tempo passa, o excesso de açúcar no sangue acaba provocando a rigidez dos vasos sanguíneos, podendo causar doenças como infarto no coração e AVC no cérebro.

> **Quais são os principais sintomas de diabetes?**
> - Fome repentina ou em excesso
> - Emagrecimento rápido
> - Sede em excesso
> - Necessidade de urinar frequentemente
> - Tremores e desmaios
> - Vista embaçada
> - Indisposição, cansaço, desânimo, sonolência ou fraqueza

Mas há solução?

Se o doente seguir o tratamento adequado e tiver uma alimentação saudável, fizer exercícios, realizar check-up regularmente, controlar o peso e não fumar, o diabetes pode não causar problemas ao seu portador.

Tipos e causas do diabetes

Há dois tipos de diabetes mais comuns:

Diabetes tipo 1

Acontece quando o pâncreas não produz insulina ou a produz em quantidade muito pequena. As células não têm capacidade de absorver a glicose e passam a retirar energia da gordura. No Brasil, há aproximadamente um milhão de diabéticos deste tipo. São também chamados **diabéticos dependentes de insulina**.

Quando ocorre?

Geralmente se manifesta durante a infância ou a adolescência, mas pode ter início em qualquer idade. Antigamente, era chamado de diabetes juvenil, e constitui 10% dos casos.

Diabetes tipo 2

Acontece quando o pâncreas produz insulina em quantidade insuficiente para a dose de glicose presente no sangue ou quando há pouca sensibilidade do organismo à ação da insulina. Os portadores são também chamados **diabéticos não dependentes de insulina** ou "resistentes à insulina". Afeta cerca de 10 milhões de brasileiros.

Quando ocorre?

Tem início na vida adulta e se caracteriza pela resistência do corpo à ação da insulina. Ou seja, há produção de insulina, mas ela é de baixa qualidade ou em volume insuficiente.

Em quem ocorre?

Ocorre, geralmente, em obesos com mais de quarenta anos com genética familiar. Tem início gradual, com sintomas vagos, evoluindo para complicações neurológicas e vasculares, podendo levar à dependência da insulina injetável. Quase metade dos pacientes não sabe que tem a doença.

Causas

Não se conhece, mas a hereditariedade e a imunidade parecem ser os fatores principais. Mesmo com genética familiar, pode-se passar a vida sem o aparecimento da doença.

HÁ FATORES BEM CONHECIDOS QUE FACILITAM A DOENÇA:

- Obesidade
- Idade mais avançada
- Infecções por bactérias ou vírus
- Traumas emocionais
- Gravidez
- Cirurgias
- Stress
- Alimentação rica em carboidratos concentrados (doces, balas, açúcar)
- Uso de alguns medicamentos
- Menopausa

> **Síndrome X** é a combinação de pressão arterial elevada, dislipidemia (aumento das gorduras no sangue), obesidade central (principalmente no abdômen e tórax) e intolerância à glicose. Trata-se de um indicador para problemas cardíacos. É a combinação de maior risco para os diabéticos, pois 75% deles morrem pela Síndrome X.

QUANDO MEDIR A GLICOSE?

O número de testes é variável de acordo com a necessidade de cada paciente. Há os que necessitam de três a cinco medidas por dia. Outros, de apenas uma. Você deve medir:

- Sempre que um sintoma novo ocorrer.
- Quando há suspeita de que seus níveis de glicose estejam baixos.
- Antes, durante ou depois de exercícios.

- Antes das refeições, quando você ainda não controla bem suas reações à ingestão de alimentos e quantas horas eles mantêm sua glicose elevada.
- Antes de dormir.

> **Glicohemoglobina ou hemoglobina glicosilada. O melhor teste para controlar o diabetes**
>
> - Reflete a glicose presa à hemoglobina nos últimos 120 dias (tempo de vida média da hemácia). Este teste deve ser feito periodicamente.
> - Índice de hemoglobina glicosilada de 6% indica níveis de glicose de 120 mg%. Até 6,4% é aceitável. Acima de 8% já indica níveis médios de glicose acima de 180 mg% nos últimos noventa dias.

HIPERGLICEMIA

O que o diabético deve saber sobre hiperglicemia

A hiperglicemia acontece quando o indivíduo não apresenta insulina suficiente no organismo. A glicemia está perigosamente alta quando se encontra acima de 240 mg%. Geralmente as crises de hiperglicemia acontecem de forma lenta. Por falta de insulina para queimar a glicose, o organismo começa a queimar suas gorduras.

Que situações podem causar hiperglicemia?
- Quando o diabético esquece de tomar os medicamentos.
- Se abusar da comida.

- Nas situações de sedentarismo.
- Uma simples infecção ou uma doença associada podem provocar o aumento nos níveis de glicose no sangue.
- Determinados medicamentos para outras doenças podem originar uma crise de hiperglicemia. Importante: é sempre necessário informar o médico sobre todos os remédios que estiver tomando.
- Às vezes, até mesmo uma situação de stress pode aumentar a glicemia.

Como detectar uma crise de hiperglicemia

Quando os níveis de glicose estão muito altos (250 mg%), o indivíduo passa a sentir muita sede, perde o apetite, tem sonolência e fica com hálito forte. Esta situação é chamada **ceto-acidose diabética**. Significa que o organismo está queimando gorduras ao invés de glicose. A vista fica embaçada, a pessoa se sente cansada, perde peso rapidamente, sente mais vontade de urinar do que o normal. Pode ter desmaios, náusea e vontade de vomitar.

Hipoglicemia

O que o diabético deve saber sobre ela

A hipoglicemia acontece quando a glicemia cai muito e o corpo reage aos baixos níveis de açúcar no sangue. A glicemia está perigosamente baixa quando for menor do que 70 mg%. Normalmente a hipoglicemia surge rapidamente, causando mal-estar rápido e intenso.

Que situações podem causar hipoglicemia?

- Quando o indivíduo atrasa ou pula uma refeição.
- Falta de alimentação ou de carboidratos.

- Ingestão exagerada de álcool, com o estômago vazio.
- Excesso de exercícios.
- Em algumas situações, o remédio para outro mal pode causar a queda da glicose.
- Excesso de insulina ou antidiabéticos orais.

Como detectar uma crise de hipoglicemia: sintomas

Quando os níveis de glicose estiverem abaixo dos normais, o indivíduo poderá suar muito, ficar impaciente, irritável, nervoso e com coração acelerado. As pernas começam a tremer, surgem dores de cabeça. Nos casos mais graves pode haver confusão, sonolência, náusea e visão anuviada. É possível até que ocorra desmaio ou convulsão.

HIPERTENSÃO – o assassino silencioso

Você sabe o que é hipertensão?

Pela grande quantidade de informações veiculadas pela mídia, você já deve saber alguma coisa sobre hipertensão. Hipertensão é a elevação intermitente ou sustentada da pressão arterial a limites anormais. Esta elevação pode ocorrer quando o coração está se contraindo: é a chamada **hipertensão sistólica,** também conhecida como pressão máxima. Ou quando o coração está relaxando: é a hipertensão **diastólica,** ou pressão mínima.

Existe hipertensão quando a sistólica é maior do que 140 e a diastólica maior do que 90 em tomadas repetidas, em horários e locais diferentes, e mantém-se acima dos limites.

Quais são os tipos de hipertensão?

A primária e a secundária.

A **primária** ou **idiopática** corresponde a 90% dos casos e leva esse nome por não ter causa definida. (Quando o médico desconhece a causa da doença, dá-lhe o nome complexo de "idiopática".)

A hipertensão primária se desenvolve lentamente e não causa sintomas de início. Com o passar do tempo, termina causando alterações no coração, nos vasos sanguíneos, no cérebro e nos rins, os chamados órgãos-alvo.

A **hipertensão secundária** tem causa conhecida: é secundária a alguma outra doença do cérebro, da aorta, dos rins ou de uma das glândulas. A hipertensão secundária constitui apenas 10% de todos os casos. O tratamento da hipertensão arterial secundária passa pela correção da doença que a causou.

Como se gera a pressão arterial? Pode-se ver a pressão pelo pulso?

A cada contração do coração, uma onda de sangue é lançada nas artérias, exercendo pressão sobre as paredes internas à medida que vai passando através delas. A onda de pulso é palpável em vários lugares do corpo: pescoço, punhos, braços, virilha, pés. Pulso não é pressão. Pulso é a passagem do sangue em uma onda. Pressão é a força exercida pelo sangue de dentro para fora, contra a parede das artérias. O pulso depende da pressão. A pressão não depende do pulso. Por isso não se pode fazer diagnóstico de hipertensão palpando o pulso.

Quais os níveis normais de pressão?

Pressão ótima		120/80
Pressão normal		130/85
Pressão normal alta ou pré-hipertensão	entre	130-139 / 85-89
Hipertensão		
1. Estágio I (leve)	entre	140-159 / 90-99
2. Estágio II (moderado)	entre	160-179 / 100-109
3. Estágio III (severo)	mais de	180/110

A hipertensão do avental branco

Um número significativo de pessoas tem sua pressão aumentada somente ao medi-la no consultório médico. É a **hipertensão do avental branco**, sobre a qual ainda não se tem uma compreensão clara do significado e da causa. Claro que a emoção pode elevar a pressão. Mas por que não acontece com todas as pessoas? E que significado tem? Aparentemente, quem tem esse problema deve repetir a medida da pressão a cada seis meses, pois em cinco anos há chances de que se torne hipertenso. Mas os hipertensos de avental branco não necessitam de tratamento imediato.

> **DOENÇAS DIRETAMENTE RELACIONADAS À HIPERTENSÃO:**
> - Doença coronária, que leva à angina e ao infarto do miocárdio
> - Acidente vascular cerebral (derrame, tromboses)
> - Isquemia cerebral transitória
> - Nefropatia hipertensiva ou doença renal
> - Retinopatia ou doença dos vasos da retina
> - Doença arterial (obstrução das artérias carótidas e das artérias das pernas com dor ao caminhar)
> - Hipertrofia do ventrículo esquerdo

PARA COMPREENDER MELHOR:

- **Hipertrofia do ventrículo esquerdo** – é o espessamento das paredes do coração motivado pelo maior esforço desenvolvido ao contrair contra a resistência oferecida pelas artérias. Atletas podem apresentar grande hipertrofia do coração.

- **Isquemia cerebral transitória** – é a redução passageira da circulação cerebral motivada por espasmo ou contração de uma artéria. Pode deixar sequelas importantes se sua extensão for significativa.

- **Nefropatia hipertensiva** – é a doença renal motivada pela ação da pressão alta sobre os vasos renais, modificando progressivamente a circulação dos rins.

- **Cardiopatia hipertensiva** – é a doença cardíaca motivada pela pressão alta durante um longo período, que termina por afetar o músculo cardíaco, diminuindo sua contração.
- **Retinopatia hipertensiva** – é o mesmo fenômeno sobre as artérias da retina.

Por que é importante tratar a hipertensão?

- Os hipertensos têm 30% mais risco de infarto.
- Os hipertensos têm 95% mais risco de acidente vascular cerebral (derrames e tromboses).
- Os hipertensos têm taxa de mortalidade 43% mais alta do que os normotensos.

ACIDENTE VASCULAR CEREBRAL (AVC)

Incluímos os acidentes vasculares cerebrais neste capítulo sobre doenças por existir um forte vínculo cérebro-coração. Muitos AVCs se iniciam por coágulos formados dentro do coração que se deslocam para o cérebro.

Coágulo ou sangramento no cérebro

Ficou popularizado o nome Acidente Vascular Cerebral para a ocorrência de coágulos em artérias cerebrais ou sangramento por ruptura de um desses vasos.

É uma situação geralmente grave provocada por oclusão ou ruptura e sangramento de um vaso cerebral que afeta a oxigenação da área irrigada, com consequências neurológicas transitórias ou permanentes equivalentes à importância da artéria afetada.

Importância do problema

No Brasil, o AVC tornou-se a primeira causa de morte, superando doenças do coração e câncer. Em países emergentes como Índia e China, acontece o mesmo. Já nos mais desenvolvidos, Estados Unidos, por exemplo, é a terceira causa. Acontece em pessoas mais idosas, e em negros chega a ocorrer duas a três vezes mais porque eles também apresentam mais elevado índice de hipertensão. Não se sabe ainda por que houve um aumento do número de casos de AVC em relação a infartos e câncer. A suspeita é de que a prevenção tem sido mais focada sobre o coração nas últimas décadas e só agora se inicia a escalada de informação sobre o cérebro. Realmente o conhecimento sobre doenças neurológicas, seu diagnóstico e tratamento desenvolveu-se depois de já sabermos e fazermos muito pelo coração.

Tipos de AVC

AVC isquêmico

É quando ocorre trombose cerebral, ou seja, uma artéria do cérebro se oclui devido à formação de placa de gordura em sua parede, sobre a qual se forma um coágulo. Tudo igual ao infarto, em que o mesmo problema ocorre em uma artéria coronária. Sempre o colesterol como uma das causas de tudo.

Acidente isquêmico transitório (AIT)

É o AVC mais comum e de menor repercussão. Um curto período de perda de consciência ou episódio súbito de "desligamento", sem nenhuma sequela, pode ocorrer devido a um pequeno coágulo que chega ao cérebro, aumento da pressão arterial ou stress. Não deixa consequências, e a investigação geralmente não encontra uma causa definida.

AVC isquêmico embólico

É o gerado por um coágulo vindo através da circulação que termina bloqueando uma artéria cerebral. A origem desses coágulos frequentemente se dá dentro do coração, mais precisamente no átrio esquerdo, relacionada a episódios de arritmias cardíacas. A **fibrilação atrial** é a maior causa de formação de coágulos e de sua dispersão para artérias cerebrais ou para outras regiões do corpo através da aorta.

O segundo foco de formação de coágulos que migram para o cérebro são as artérias carótidas, localizadas no pescoço e responsáveis pela irrigação e oxigenação de toda a massa cerebral. A aterosclerose pode desenvolver-se nas paredes dessas artérias, formando placas de gordura sobre as quais coágulos são gerados e depois liberados para o cérebro. Essa é também uma causa frequente de AVCs, principalmente transitórios e com pouca repercussão, por se tratarem de coágulos muito pequenos.

AVC hemorrágico

A hemorragia cerebral ocorre quando uma artéria do cérebro se rompe, extravasando sangue para os tecidos. Ocorre mais frequentemente em hipertensos, em portadores de aneurismas cerebrais ou, mais raramente, em idosos em uso de medicamentos anticoagulantes.

AVC hemorrágico por hematoma subaracnoideo

É quando se rompe uma artéria na superfície do cérebro, formando-se um coágulo (hematoma) entre o cérebro e o crânio. É mais comum em anomalias congênitas dos vasos cerebrais, como aneurismas, ou em casos de trauma sobre a cabeça. O **aneurisma cerebral** é uma dilatação localizada das artérias do cérebro, que causa um enfraquecimento da parede naquele ponto. Sua ruptura ocorre por aumento da pressão. Os portadores de aneurismas cerebrais são assintomáticos ou apresentam com frequência dores de cabeça, mas não suspeitam que possam morrer subitamente pela ruptura de um vaso no cérebro. Esse evento terrível acontece normalmente nos primeiros quarenta anos de vida. Não há como suspeitar da existência de um aneurisma cerebral. Atualmente pessoas com dores de cabeça frequentes podem ser investigadas com um exame menos invasivo chamado **angiotomografia cerebral**.

Sintomas do AVC

É uma emergência médica. Quanto mais cedo for tratado, melhores serão os resultados. Alguns sinais são característicos:

- **Dificuldade para falar ou entender**
- **Confusão mental**

- Dificuldade para caminhar, tontura, perda do equilíbrio e da coordenação dos movimentos
- Dificuldade súbita com a visão de um ou ambos os olhos
- Perda de força ou imobilidade de braços e pernas em um lado do corpo
- Desvio dos cantos do lábio, deixando a boca torta
- Cefaleia súbita, severa, sem causa aparente

Fatores de risco do AVC: você pode ter um?

A prevenção do AVC se faz controlando os fatores de risco.

Fatores de risco que não podemos controlar
- Idade – quanto mais idoso, maior é o risco
- Genética
- AVC prévio – quem já teve um tem maior risco de ter o segundo

Fatores controláveis
- Hipertensão
- Fumo
- Doença cardíaca – principalmente fibrilação atrial
- Diabetes
- Abuso de álcool
- Mulheres fumantes, hipertensas, em uso de anticoncepcionais, têm incidência mais alta

TERCEIRA PARTE

MANUAL DE MANUTENÇÃO PREVENTIVA

FIQUE ALERTA! É MELHOR PREVENIR DO QUE REMEDIAR

O coração é seu, e é também seu o interesse em conservá-lo. Apesar das pressões que você sofre de seus familiares, você às vezes teima em se julgar um super-homem. A frase que mais ouço no consultório é "estou muito bem, não sinto nada". Essa é uma mania do ser humano, não mexer no que está quieto. Pois é justamente a inquietude, a dúvida, o medo, que faz as pessoas viverem mais. Os super-homens têm vida curta, pois acham que nada lhes acontecerá. Quando surge "aquela dorzinha" no peito, ela é desmoralizada de imediato. "Foi o pastel que comi ontem." "Dei um mau jeito ao sair do carro, do ônibus." Tudo tem uma explicação simples até que seja tarde demais. Essa é a mania do ser humano: não cuidar dos problemas pequenos e apavorar-se quando eles crescem de tamanho. Nisso os homens são muito piores do que as mulheres. Desde as cavernas, homens e mulheres vêm demonstrando suas diferenças. Os destemidos primitivos saíam corajosa ou irresponsavelmente para a caça enquanto suas companheiras permaneciam protegidas pelo ambiente aquecido da caverna. Elas cuidando, protegendo e alimentando os filhos, eles provendo o alimento e o sustento. A natureza durante milênios protegeu a mulher, peça fundamental da sobrevivência da raça humana. Deu-lhe a inspiração natural do cuidado e do acolhimento. Os guerreiros foram dotados unicamente de força e coragem, enfrentando arrojadamente aquele mundo primitivo e hostil. O DNA da época da caverna se mantém até hoje. Por isso os homens descuidam-se da saúde enquanto as mulheres se protegem e cuidam do marido e dos filhos com um desvelo natural.

Você, homem da caverna, está preparado para tornar-se civilizado? Comece por observar seu corpo, aceite e interprete os avisos que ele lhe envia. Uma dor é sempre um sinal de alarme. Procure sua causa. Uma indisposição deve ser pesquisada em sua origem. Uma perda de força ou equilíbrio tem significado. O aumento progressivo de peso, seu abdômen tornando-se cada dia mais proeminente, seus músculos flácidos e preguiçosos estão querendo lhe transmitir alguma coisa. Você está disposto a ouvir os apelos do seu corpo?

Homens e mulheres, procurem quem possa lhes ajudar. Identifiquem o mecânico certo para cuidar do seu coração. E em qual oficina seu coração estará mais protegido. Prevenção evita incomodação. Lembram-se da velha frase? "Prevenir é melhor do que remediar." Vocês não fazem isso com os seus automóveis antes de viajar? Pois a vida é a viagem mais longa e mais perigosa. Viver é um perigo. Cuidem-se!

As 13 regras para viver muito

1. Aceite-se como você é.
2. Acerque-se de seus familiares e amigos.
3. Mantenha-se ativo e útil. Não se aposente.
4. Não entre em disputa ou competição.
5. Seja flexível. Aceite mudanças ao natural, sem ser forçado.
6. Aprenda a viver gastando pouco dinheiro.
7. Mantenha seu cérebro em atividade. Exercite-o.
8. Não cultive o passado. Dedique-se a planejar o futuro.
9. Não corra riscos desnecessários.
10. Caminhe e alongue-se.
11. Mantenha-se magro.
12. Cultive sua espiritualidade.
13. Mas, principalmente, queira viver muito.

As 13 regras para viver pouco

1. Sempre acredite que não acontecerá com você.
2. Não se exercite. Fume, coma muito, principalmente gorduras.

3. Estimule em você o "trio maléfico": inveja, raiva, vaidade.
4. Seja mal-humorado, afaste familiares e amigos.
5. Cultive o ócio e a apatia.
6. Faça dívidas, gaste mais do que ganha.
7. Arrisque-se.
8. Não valorize dores, não acredite em médicos, não faça revisões de saúde.
9. Não acredite em nada, nem em você mesmo, nem em seus amigos. Mas, principalmente, não acredite em Deus.
10. Seja solitário e deprimido.
11. Procure conviver com gente exatamente igual a você.
12. Cultive ardorosamente o pessimismo. Repita muitas vezes: "Não vai dar certo".
13. Queira viver pouco. Não se importe com a quantidade de vida que ainda tem.

SE QUISER VIVER MUITO, NUNCA DIGA:

- "Não consigo."
- "Não posso."
- "Não tenho mais idade para isso."
- "Não vou porque estou cansado."
- "Não vou porque está muito frio."
- "Não vou porque não tenho roupa."
- "Não vou porque não tenho ninguém para me levar."
- "Não vou porque posso pegar uma gripe."
- "Esqueceram de mim."
- "Se eu for, atrapalharei."
- "Todos os meus amigos já morreram."
- "Não me pergunte como vai, pergunte onde dói."

- "Vai se levando."
- "Tudo me faz mal."
- "Agora já é tarde."
- "Não gosto de tomar remédios."
- "Os remédios terminam prejudicando."
- "No meu tempo..."
- "Eu já vivi!"
- "Eu já trabalhei demais nesta vida."
- "Não acredito em nada."
- "Não amo ninguém."
- "Ninguém me ama."

DICAS PARA UMA BOA RELAÇÃO COM SEU MÉDICO

Seu médico deve ser seu parceiro e amigo. A relação entre médico e paciente tem características diferentes da que ocorre com outras profissões. Quando se compra um carro ou imóvel, o produto está aí para ser examinado. O vendedor é unicamente um agente facilitador. Na medicina e, talvez, no direito, a relação é baseada em confiança ilimitada. Quando um médico prescreve um medicamento ou indica um procedimento mais invasivo, por mais que possamos nos informar sobre a prescrição no Dr. Google, a decisão final sempre será baseada na confiança. Não há garantias na medicina. Há propostas de tratamento, e não promessas de resultados. O médico propõe um procedimento com o objetivo de obter um bom resultado, mas não pode prometer nem garantir o sucesso. Obviamente, a decisão médica é baseada em estatísticas feitas com casos semelhantes que permitem ter uma noção aproximada do resultado. Porém, peculiaridades pessoais do paciente podem introduzir modificações na estatística. E o imponderável sempre é uma possibilidade.

Por isso a experiência pessoal do médico é importante. Ao escolher um profissional para tratar determinada doença deve-se avaliar seu histórico, informar-se sobre outros pacientes tratados por ele na mesma situação. Você deve marcar uma consulta e observar se há empatia entre você e ele. Sem empatia, cumplicidade e confiança, não há acordo. Procure outro. Conhecer um bom clínico geral que o encaminhe para um especialista é uma vantagem, sem dúvida.

O direito à segunda opinião

Quando alguma prescrição lhe traz dúvidas, você sempre tem o direito a uma segunda opinião. Divida com seu médico sua dúvida e peça-lhe que indique outro "tão bom quanto ele". Se ele entender e o ajudar, trata-se de um bom médico, atento às suas dificuldades. Se ele demonstrar insatisfação, abandone-o imediatamente e procure outro médico. É um direito seu. Você pode solicitar cópia do prontuário para levar para outro médico. Porém, seja educado. Não saia atirando, pois você poderá precisar dele novamente no futuro. E procure alguém com quem você tenha mais empatia, mas, principalmente, que seja um bom e competente profissional.

Qual é o melhor plano de saúde?

Este ainda é um problema no Brasil. Em cada região existem diferenças na qualidade dos planos, mesmo que sejam nacionais. Os planos são perfeitos na hora da compra e nem tanto ao utilizá-los. Peça orientação para o seu médico. Aliás, os médicos são os melhores vendedores de planos de saúde, pois conhecem em detalhes qualidades e defeitos de cada um. A cobertura que você deve buscar é de consultas, exames e internação para todas as doenças mais graves. Se você é jovem, ainda na fase de ter filhos, considere a cobertura de pré-natal, parto e neonatal para o bebê. Se você tem mais idade, câncer, infarto e derrame são os problemas maiores e eles devem estar integralmente cobertos. Estude cada plano com cuidado, considere a cobertura para toda a família. Veja se seu médico é coberto pelo plano. Em resumo: ajuste seu plano de saúde às suas necessidades.

TORNANDO A CONSULTA COM SEU CARDIOLOGISTA MAIS EFICIENTE

1. Seja objetivo
2. Descreva os sintomas que o levaram à consulta
3. Traga notas escritas para facilitar a sua memória

4. Anote informações relevantes que o cardiologista lhe passar
5. Tire todas as suas dúvidas
6. Entenda a receita e a forma de uso da medicação
7. Marque nova consulta na data que o cardiologista lhe sugerir

Perguntas importantes a serem feitas ao cardiologista

1. Qual é o meu diagnóstico?
2. Que riscos posso correr?
3. Que exames preciso fazer?
4. Qual o risco desses exames? Como são feitos?
5. Qual o tratamento mais recomendado para o meu caso?
6. Há alternativas?
7. Quais são os efeitos colaterais dos medicamentos prescritos?
8. Para que servem ou como atuam esses medicamentos?
9. Como posso aprender mais sobre o meu diagnóstico? Onde posso ler?
10. Como tenho que agir em caso de emergência? A quem telefono? Para onde vou?

Dicas para tirar melhor proveito dos medicamentos

- Não tome remédio algum sem ordem médica. Não pare a medicação sem falar com seu médico.

- A receita anterior pode ser repetida se houver ordem explícita.
- Produtos populares que você já conhece o efeito podem ter o uso repetido sempre que necessário, com o conhecimento de seu médico.
- Não tome medicamentos em jejum, a não ser que tenha sido essa a orientação médica.
- Se os medicamentos lhe provocam enjoo, em primeiro lugar procure identificar qual deles é o responsável. Em seguida, ligue para seu médico e peça orientação. Caso seja possível, ele o suspenderá ou substituirá.
- Mudança do hábito alimentar poderá facilitar o uso de remédios que lhe provocam enjoo. Adote comida leve, sem gordura, sopas, purê de batatas, frango grelhado, canja etc.
- Faça uso de medicação para o estômago, quando recomendado pelo seu médico, para evitar gastrite, úlcera, azia, sangramento digestivo.
- Alimente-se e tome seus medicamentos nos mesmos horários para adaptar seu organismo.
- Tenha paciência com os efeitos colaterais dos remédios, continue o tratamento até adaptar seu organismo.
- Não leia a bula se você for do tipo que se impressiona com o que lê.
- Praticamente todos os remédios podem ter efeitos indesejados (colaterais). Normalmente eles estão listados na bula. Esclareça-os com seu médico.
- Informe-se sobre os medicamentos em uso. Leia a respeito, procure saber qual a ação do medicamento no organismo. Se não entender, pergunte ao seu médico.
- Informe-se sobre as interações com outros medicamentos que você toma.

- Não faça uso de medicamentos por longo tempo sem se informar sobre os efeitos indesejados. Por exemplo, alguns anti-inflamatórios usados por longo tempo podem desmineralizar seus ossos e você poderá ter osteoporose no futuro.
- Mantenha toda e qualquer medicação longe do alcance de crianças.

PREVENÇÃO PRIMÁRIA OU SECUNDÁRIA, QUE BICHO É ESSE?

> Os mais espertos procuram evitar a doença antes que qualquer sinal apareça. Fazem isso controlando os fatores de risco da doença. A isso, neste **Manual de manutenção preventiva**, chamamos **prevenção primária**.
> Os não tão espertos terão que controlar os fatores de risco depois que a doença já apareceu. Chamamos a isso de **prevenção secundária**.

Dicas para prevenção secundária dos não tão espertos

Se já há manifestação da doença coronária ou cerebrovascular, você já está atrasado. Inicie logo seu programa de prevenção. Não perca mais tempo. Fale com seu médico, consulte sua nutricionista, reduza sua agenda, aprenda a estabelecer prioridades. Sua saúde é a primeira delas. Estabeleça a meta de ter um bom estilo de vida. Torne-se um dos espertos.

Vamos começar por um check-up. Os espertos se antecipam

A cultura do check-up vem crescendo no Brasil. Mas não se espera que o check-up sozinho, sem as medidas corretivas subsequentes, vá salvar muitas vidas. Há dois objetivos a serem alcançados:

Identificar os pontos fracos

Por exemplo, se o teste ergométrico indicou pouca capacidade física para o exercício, fica claro que este é um ponto fraco a ser resolvido.

Identificar sinais de alerta

Por exemplo, se surge glicose elevada, é um alerta de que o diabetes pode estar a caminho. Medidas imediatas devem ser tomadas.

> Todo check-up deve sempre ser orientado por um médico. A lista de exames e procedimentos que incluímos abaixo é apenas uma sugestão para sua informação. Não faça check-up sem consultar um médico.

FREQUÊNCIA DO CHECK-UP

Antes dos 30 anos

Quando crianças, somos acompanhados periodicamente pelo pediatra. Depois disso perdemos contato com os médicos até perto dos trinta anos, quando a saúde passa a ser importante de novo. Não está correto. Nesse período precisamos saber qual é nossa pressão arterial, nosso colesterol e glicose. Exercício é uma ocorrência natural nessa fase. O aumento do peso na maioria das pessoas ainda não é um problema. Nos predispostos à obesidade os cuidados devem iniciar mais cedo, quando essa tendência se manifestar. É rara a manifestação de qualquer doença nessa faixa etária. Por isso os check-ups podem ser espaçados (de cinco em cinco anos), com número mais reduzido de exames e motivados, principalmente, por fatores genéticos.

> ANTES DOS TRINTA ANOS, FAÇA CHECK-UP MAIS FREQUENTE SE:
> - For fumante
> - Familiares diretos tiverem sofrido infarto

- Familiares diretos forem hipertensos
- Familiares diretos apresentarem câncer precoce
- Familiares diretos forem diabéticos
- Se você for obeso
- **Depois dos trinta anos, antes dos quarenta: recomendamos um check-up a cada dois anos.**

Porém, faça check-up anual se:

- Fumar
- For sedentário
- For obeso
- Tiver antecedentes familiares de doença cardíaca
- Tiver vida "estressante"
- Tiver familiares diretos com hipertensão
- Tiver familiares diretos com câncer
- Tiver familiares diretos com diabetes

Para mulheres:

- O check-up deve ser repetido anualmente.
  Para mulheres em qualquer idade:
- Exame ginecológico anual após a adolescência, com avaliação hormonal.
- Dosagem de hormônios femininos
- Mamografia
- Densitometria óssea – depois dos 50.

EXAMES IMPRESCINDÍVEIS EM QUALQUER IDADE APÓS OS QUARENTA ANOS PARA HOMENS E MULHERES

- Anamnese (revisão do histórico do paciente e atualização das ocorrências desde o último check-up)
- Exame físico
- Medida da pressão arterial
- Peso x altura (Índice de Massa Corporal – IMC)
- Glicose e hemoglobina glicosilada
- Hemograma
- Colesterol
- HDL, LDL colesterol
- Triglicerídeos
- Ácido úrico
- Raio X de tórax

EXAMES IMPORTANTES A SEREM ACRESCENTADOS NAS LISTAS ACIMA DEPOIS DOS QUARENTA ANOS, A CRITÉRIO DE SEU MÉDICO

- Ecocardiograma
- Ecografia de carótidas
- Ecografia abdominal
- Teste ergométrico
- Revisão urológica
- Provas de função de tireoide (T3, T4, TSH)

- Provas de função hepática (TGO, TGP, Gama GT etc.)
- Provas de função pulmonar
- Eletrólitos (sódio, potássio, cálcio, ferro)
- Marcadores virais (HIV, hepatite B e C)
- Marcadores de câncer: CEA, alfafetoproteína, PSA total e livre (para homens), Ca-125 (para mulheres)
- Perfil hormonal

Lembre-se: os exames a serem feitos em qualquer fase devem ser pedidos e avaliados pelo seu médico.

FATORES DE RISCO DA DOENÇA CARDIOVASCULAR:
O ESTUDO DE FRAMINGHAM

O estudo que determinou com precisão o perfil dos "morredores" foi feito em Framingham, uma pequena comunidade próxima a Boston. Lá, em torno de dez mil homens e mulheres foram acompanhados por mais de cinquenta anos. Foram estudados os seus hábitos alimentares e de exercício, seus níveis de pressão, colesterol e glicose, além de um conjunto de informações identificado como **estilo de vida.** O estudo de Framingham nos informou sobre o que chamamos hoje de **fatores de risco da doença cardiovascular.** São em resumo as chances de cada um de nós de desenvolver obstruções coronárias e, em consequência, de sofrer um infarto ou um AVC. Os fatores mais importantes, que chegam a representar o dobro do risco daqueles que não os apresentam, são os seguintes:

FATORES DE RISCO QUE PODEMOS CONTROLAR
- Tabagismo
- Hipertensão
- Colesterol elevado e HDL baixo
- Obesidade
- Diabetes
- Sedentarismo

> **FATORES DE RISCO QUE NÃO PODEMOS CONTROLAR**
> - Idade (homens com mais de 45 anos, mulheres com mais de 55, são mais atingidos pela doença)
> - Sexo (homens são mais propensos à doença)
> - Genética
> - Stress (podemos atenuar, raramente eliminar)

FATORES DE RISCO CONTROLÁVEIS DE DOENÇAS CARDÍACAS

São hoje a base da prevenção primária. A ocorrência de apenas um fator de risco principal dobra a chance de desenvolver uma doença cardiovascular. Acrescentando mais um fator, a chance quadruplica. Mas se um terceiro fator é somado, o risco aumenta para entre oito e vinte vezes.

E a pior notícia é que tem sido comum as pessoas apresentarem três ou mais fatores de risco. Por exemplo: fumantes, obesos e sedentários; diabéticos hipertensos com colesterol elevado. E provavelmente essas pessoas nem imaginam o risco que correm.

Todos sabemos a importância do exercício e da alimentação. Sabemos a relevância do colesterol como mecanismo de prevenção da doença nas artérias. Já conhecemos os malefícios do fumo. Tem sido amplamente divulgada a epidemia de obesidade que já conduz 53% dos brasileiros a conviverem com excesso de peso. E diabetes e hipertensão, doenças que atingem em cheio nossas artérias, com número sempre crescente entre nós.

Pois tudo isso pode ser controlado com base em esforço e orientação médica. Sem uma determinação clara ninguém se submete a sacrifícios. Nem sabendo que o prêmio é a longevidade.

É necessária uma verdadeira conversão. Não existe no cérebro humano, infelizmente, a chave, o botão da mudança. Para mudar, determinação e esforço são necessários.

Evitarei falar sobre o fumo, pela extensão do problema, que deixaria este livro hiperinflado. Como os pulmões dos fumantes. Há ampla literatura demonstrando seus malefícios. Não precisamos aprofundar aqui. Porém, os demais fatores de risco serão abordados.

Nas próximas páginas também apresentaremos as informações necessárias para fundamentar essas mudanças de comportamento. A isso chamamos mudanças de **estilo de vida**.

Antes disso, vou mostrar fatores de risco identificados mais recentemente e igualmente importantes para a prevenção.

Fatores de risco incontroláveis de doenças cardíacas

Histórico familiar

Perda precoce do pai ou irmão vítimas de doença cardíaca antes dos 55 ou doença cardíaca na mãe ou irmã antes dos 65 caracterizam o fator genético da doença cardiovascular. Obviamente, a genética é uma bomba-relógio que pode ser desarmada se o indivíduo se dedicar precocemente à prevenção. É comum os filhos saberem de que morreram os seus pais, mas geralmente nada sabem sobre as doenças de avós, tios etc. Esta é uma informação preciosa, pois permite estabelecer uma tendência familiar a uma doença e preveni-la precocemente.

Idade

A idade mais comum do aparecimento da doença cardiovascular é 45 anos ou mais para homens e 55 anos ou mais para mulheres.

Sexo ou gênero

Existe evidente maior incidência das doenças do coração em homens do que em mulheres. Com a entrada do sexo feminino no mercado de trabalho, cometendo os mesmos erros dos homens, as mulheres vêm aumentando sua participação na estatística das doenças cardíacas. Fumo, stress, trabalho em excesso sem lazer, comida rápida de baixa qualidade são alguns desses erros.

FATORES DE RISCO CONTROLÁVEIS IDENTIFICADOS RECENTEMENTE (que passam a ser cada vez mais considerados)

Personalidades competitivas (tipo A) e álcool

Hoje sabemos que o stress é o grande mobilizador da aterosclerose, por isso indivíduos com personalidades competitivas (chamadas tipo A) são mais propensos à doença. O álcool também passa a ser um fator de risco quando consumido em excesso, por lesar progressivamente o músculo cardíaco, piorando sua contração.

Homocisteína – um inimigo que você não conhecia

- Homocisteína é um aminoácido que entra na composição das proteínas, cuja concentração no sangue pode elevar-se, provocando doença arterial semelhante à causada pelo colesterol.
Este inimigo foi identificado trinta anos atrás, quando uma criança desenvolveu aterosclerose severa, diagnosticada em necropsia, e foram encontrados níveis altos de **homocisteína** em seu sangue, devido a um grave problema genético. Porém, essa informação permaneceu obscura e os cardiologistas só passaram a valorizá-la há poucos

anos. O estudo que esclareceu o assunto foi feito por 271 médicos, constatando-se que entre os 5% portadores de níveis mais altos de homocisteína ocorreram três vezes mais ataques cardíacos. Hoje, vários estudos mostram que a concentração de homocisteína no sangue é 30% mais alta em quem desenvolve doença arterial coronária ou cerebral. Ficou evidente que a causa do acúmulo de homocisteína no sangue é a deficiência de vitamina B6, de ácido fólico e de vitamina B12, todas do complexo B, encontradas principalmente em vegetais. A falta de ingestão, ou uma inabilidade genética em absorvê-las no organismo, ou a deficiência de absorção adquirida com o avanço da idade são as causas mais comuns. Tais vitaminas facilitam o metabolismo das proteínas, e a falta delas ou seu metabolismo inadequado terminam por permitir o acúmulo de homocisteína no sangue.

- Existem dezenas de estudos correlacionando níveis altos de homocisteína (acima de 12mcmol/l) com infarto e derrame cerebral. A homocisteína é, isoladamente, um fator de risco de formação de placas de gordura nas artérias, mas pode potencializar outros fatores de risco, como o fumo, a hipertensão e o colesterol elevado. Sua forma de atuar se parece muito com a do colesterol. A boa notícia é que este novo inimigo do coração e do cérebro é facilmente vencido. Basta ingerir diariamente o trio vitamínico B6, B12 e ácido fólico em quantidade suficiente. Por isso, suplementos diários de ácido fólico (800mcg), vitamina B6 (2mg) e B12 (6mcg) são suficientes para normalizar a homocisteína na maioria dos casos. Os níveis sanguíneos desejados são menores do que 15mcmol/l.

Síndrome metabólica – vários inimigos reunidos tentando destruí-lo

Para assustá-lo ainda mais, informo a você que existe um transtorno metabólico complexo, **muito comum após os cinquenta anos,** caracterizado pelo acúmulo abdominal de gordura e pelo aumento da glicose no sangue por resistência à ação da insulina. É a chamada **síndrome metabólica.** O portador da síndrome metabólica tem risco de ataque cardíaco e de derrame três vezes maior do que os indivíduos normais, e o risco de vida é 1,5 vezes maior.

Os componentes desse exército inimigo são os seguintes:

Circunferência abdominal	Homens, mais do que 102 cm Mulheres, mais do que 88 cm
Triglicerídeos (mg/dl)	Acima de 150
HDL, colesterol bom (mg/dl)	Homens, menor do que 40 Mulheres, menor do que 50
Pressão arterial (mmHg)	Igual ou maior do que 130/85
Glicose (mg/dl)	Maior do que 110

Como você já pôde perceber, são vários inimigos reunidos tentando destruí-lo. Você deve combatê-los um a um para viver mais tempo.

Proteína C reativa – uma novidade mais importante do que o colesterol

Você não sabe qual é o seu nível de proteína C reativa (PCR) no sangue? Pois deveria. E vou fazer uma previsão. Daqui a algum tempo, seu médico lhe pedirá esse exame. Isso porque estudos feitos com mais de 85 mil pessoas que tiveram infarto, mas com colesterol normal, revelaram que elas apresentavam inflamação nas paredes das artérias do coração.

Hoje se sabe que a aterosclerose, responsável pela oclusão das artérias, é um processo inflamatório. O sistema imunológico, ao detectar inflamação em algum lugar, manda imediatamente um verdadeiro exército para combatê-la. São glóbulos brancos, enzimas etc. O fígado produz em maior quantidade a proteína C reativa, que passa a circular no sangue em busca do local inflamado. Um foco infeccioso em um dente, por exemplo, também pode fazer subir os níveis dessa proteína no sangue.

O Dr. Paul Ridker, em Boston, conseguiu reunir informações preciosas correlacionando o aumento de proteína C reativa no sangue com a progressão de placas de gordura inflamadas nas artérias, inclusive antecipando a ocorrência de infartos em seis a oito anos. Ele descobriu que indivíduos com a PCR elevada têm até três vezes mais infartos e duas vezes mais derrames.

Depois de um extenso estudo com 28 mil mulheres, o Dr. Ridker conseguiu provar que quem tem níveis altos de PCR e LDL (mau colesterol) apresenta os mais altos índices de infarto e derrame. Mas PCR alto, mesmo com colesterol LDL normal, ainda é um indicador de possível infarto futuro. No entanto, a PCR baixa, mesmo com LDL alto, não indicou maior número de infartos. Portanto, a proteína C reativa é mais importante para predizer um infarto do que o próprio LDL.

Coincidentemente, os obesos, os diabéticos e os hipertensos, mais propensos a ataques cardíacos, são também os que têm níveis mais altos de PCR.

Por isso, a PCR deve ser medida junto com o colesterol para completar as informações necessárias à prevenção do ataque cardíaco.

Por todas essas razões, seu médico deve lhe solicitar este exame proximamente. Os resultados da PCR pela técnica ultrassensível indicam índices menores do que 1,1mg/ml como normais.

ESTILO DE VIDA SAUDÁVEL, A MELHOR DECISÃO

> **Mas, afinal, o que é estilo de vida?**
> - É o conjunto de ações e comportamentos que constitui nossa vida. Por exemplo, o estilo de vida de um milionário pode ser mais confortável, mas não o melhor em qualidade e longevidade.
> - O melhor estilo de vida é o que mantém o indivíduo em equilíbrio consigo mesmo e com os que o cercam.
> - Pode-se, portanto, dizer que um bom estilo de vida é a organização de todos os setores da vida humana. É o gerenciamento correto da vida e da saúde.

Não confundir estilo de vida com qualidade de vida

Enquanto estilo de vida remete à saúde, qualidade de vida significa conforto. Por exemplo: ter um carro não significa necessariamente ter saúde. Posso me tornar mais sedentário com ele. Significa somente conforto. Por isso é que a Organização Mundial da Saúde usa em seus programas de prevenção "lifestyle" (estilo de vida) como o objetivo de saúde a ser alcançado. Por convenção, quando se fala em "estilo de vida" está implícito o aspecto positivo: estilo de vida saudável. O mesmo ocorre com a saúde, que, ao ser mencionada, sempre é entendida como positiva, adequada.

Mudanças no estilo de vida

Mudar o estilo de vida significa, em primeiro lugar, organizar os vários setores da vida:

- Significa ter **vida familiar** organizada.
- Significa ter **vida afetiva** organizada.
- Significa ter **vida profissional** organizada.
- Significa ter **vida financeira** organizada.
- Significa ter **vida espiritual** organizada.
- Significa ter **lazer** organizado.
- Significa ter o **tempo** e a **agenda** organizados.
- Significa ter **alimentação saudável**.
- Significa fazer **exercícios** regularmente.
- Significa viver em **meio ambiente saudável**.

> ## A EQUAÇÃO DO LUCCHESE
>
> Pelo que foi dito acima fica fácil identificar que estilo de vida e saúde são absolutamente a mesma coisa. E será que alguém que tem todos esses territórios organizados não é facilmente identificado como uma pessoa feliz? Em inúmeras pesquisas prévias já sabemos que os felizes vivem mais. Por isso acho lógico, apesar de ousado, gerar uma equação:
>
> ESTILO DE VIDA = SAÚDE = FELICIDADE = LONGEVIDADE

Stress, um inimigo difícil de vencer

Estima-se que mais de 70% das visitas a consultórios médicos se devam a doenças causadas por stress ou que sofrem diretamente sua influência. Obviamente, temos que incluir nessa lista de doenças os problemas cardíacos, a hipertensão e a elevação do colesterol. Vivemos hoje a era do stress devido ao ritmo de nossa vida, à quantidade de decisões que devemos tomar diariamente, ao bombardeio da mídia, às más notícias do planeta etc. Por isso, o stress deve ser considerado um importante fator de risco de doenças cardíacas. Controlável ou incontrolável: eis a questão. Stress dificilmente pode ser controlado, mas pode ser atenuado.

Mas o que é stress?

- É difícil de definir, mas fácil de entender. A palavra já entrou em nossa vida, nossos jovens a usam continuamente.
- Poderíamos dizer que stress é uma alteração em seu mundo que provoca uma reação em você. É uma ameaça à integridade do organismo, provocando mudança de comportamento.
- Por exemplo: estou atrasado para o trabalho, corro mais, fico tenso diante da possibilidade de não chegar a tempo, tenho taquicardia, suo nas mãos, sofro antecipadamente as consequências do meu atraso.
- Mas stress não é uma coisa ruim. Ele está dentro de nós e reflete a forma como reagimos às alterações do mundo que nos cerca. É um mecanismo de defesa.
- Porém, quando reagimos em excesso, transformamos o stress em mecanismo de autoagressão.
- No exemplo acima, obviamente, deveríamos ter nos levantado mais cedo, pois o atraso não aconteceria. Mas, como já aconteceu, vamos aceitá-lo com serenidade e procurar salvar o que ainda é possível, sem permitir reações adversas sobre nosso comportamento. E amanhã vamos nos levantar mais cedo.

O stress pode causar ataque cardíaco?

Certamente. É um dos fatores de risco.

Outras consequências do stress

- Perda da capacidade de concentração.
- Redução da memória.
- Menor criatividade.
- Problemas de relacionamento.
- Dores de cabeça, de estômago, de coluna.
- Depressão.
- Hostilidade e raiva com explosões desnecessárias.
- Estas duas últimas, depressão e raiva, são causas comprovadas de ataque cardíaco.
- Indivíduos com personalidade tipo A, que são competitivos e agressivos, tendem a usar os demais, atropelam os colegas de trabalho e têm maior tendência a infartos e derrames.

O que fazer para tornar o stress controlável em sua vida

- Em primeiro lugar, aprenda a viver em seu mundo vendo-o de forma positiva.
- Aprender a pensar positivamente é provavelmente a melhor forma ao seu alcance de evitar o ataque cardíaco.
- Faça planos exequíveis. Não estabeleça metas frustrantes e inatingíveis.
- Não culpe a má sorte. Procure a causa de seus problemas e tente resolvê-los definitivamente.
- Aceite que o mundo não é perfeito. As imperfeições tornam nosso mundo mais interessante, pois ainda temos muito a fazer para aperfeiçoá-lo.

- Tenha um cachorro, caminhe com ele. Procure um que seja de uma raça pacífica, para contribuir ainda mais com a redução do stress do seu ambiente familiar. Há estudos mostrando que casais que têm um animal doméstico apresentam índices de frequência cardíaca e pressão significativamente mais baixos ao enfrentar situações de stress.
- Periodicamente, passe alguns dias sem ler jornais e sem acompanhar notícias na televisão. Desintoxique-se.
- Oração e meditação reduzem o stress e a incidência de ataque cardíaco.
- Procure agir de forma alegre.
- Ria, ria muito. Há estudos mostrando que rir pode provocar a queda dos hormônios liberados pelo stress e a elevação do hormônio chamado endorfina em até 27%, e do hormônio de crescimento em até 87%, o que indica a melhora da imunidade e do humor. **O bom humor afasta o doutor.**
- Controle seu tempo, tente fazer só o que lhe causa prazer e alegria.
- Aprenda a perdoar. Pessoas que perdoam são mais saudáveis, têm menos hipertensão, são menos estressadas. As mágoas não esquecidas são causadoras de inúmeras doenças.
- Aprenda a pedir perdão.
- A felicidade não vem da riqueza. Ao contrário, o mundo tornou-se um lugar mais infeliz pela obrigação imposta às pessoas de enriquecer. Nos últimos cinquenta anos, o índice de satisfação de vida dos norte-americanos caiu, enquanto eles triplicaram suas riquezas.
- Organize sua agenda. A organização da vida é um dos melhores antídotos contra o stress.

- Aproxime-se de seus vizinhos, de seus amigos, das ações de sua comunidade.
- Considere o lazer como um compromisso, e não algo a que se tem direito só quando sobra tempo. Viva bem o momento presente, sem se preocupar com o compromisso de amanhã.
- Ouça música.
- Leia. Leia muito.
- Aprenda a dizer não. Você sabe quando e para quem.
- Faça uma coisa de cada vez.
- Liste seus compromissos. Liste seus objetivos. Liste suas metas.
- Observe a natureza ao seu redor. Sinta seu perfume, admire suas cores.
- Seja um "Parceiro Voluntário". Você se surpreenderá com o retorno da solidariedade. Solidariedade é investimento. Prolonga a vida.
- Cultive a espiritualidade. Centenas de estudos mostram uma melhor sobrevida entre indivíduos com forte componente espiritual em suas vidas.
- Exercite seu cérebro. Faça palavras cruzadas, assista a filmes complicados.
- Exercite seus músculos. Seja um andarilho. Caminhe muito.
- Procure estar em boa companhia, mesmo quando estiver só.
- Priorize relações de amizade estáveis. Um estudo com 1,3 mil homens e mulheres de todas as idades demonstrou que os que tinham mais amigos próximos apresentavam pressão mais normal, níveis mais adequados de colesterol, melhor metabolismo da glicose e níveis mais baixos de

hormônios de stress. E, consequentemente, mais chances de uma vida longa.
- Indivíduos que se sentem deprimidos, solitários, abandonados têm de três a cinco vezes mais doenças e chance de morte prematura do que os que se sentem amados, inseridos em sua comunidade e apoiados por amigos.
- Portanto, se você estiver nesse grupo, peça ajuda.

Mas o que tem a ver stress com colesterol?

- Vários estudos da Duke University e da Ohio State University correlacionam situações de stress com a elevação do colesterol total e do LDL (colesterol ruim). Além disso, outros hormônios se elevam.
- A explicação é a seguinte: o stress libera hormônios que mobilizam as gorduras do corpo que foram armazenadas para serem usadas em uma situação de emergência como fonte de energia. Isso tem muito a ver com nossos antepassados das cavernas, que eram ameaçados e tinham que usar força e energia para sobreviver.
- Observem: **o stress é um mecanismo de defesa**.
- Mas o stress causa outras reações: aumenta a pressão arterial (a adrenalina é o hormônio responsável) e também aumenta a produção da **homocisteína**, o aminoácido responsável por pelo menos 10% dos ataques cardíacos.

Corpo-mente-espírito, um trio em harmonia contra o stress

Recentemente a compreensão adquirida pela medicina de que somos constituídos de um corpo dirigido pela mente e iluminado pelo espírito introduziu um novo conceito para a geração das doenças. Agora sabemos que doenças da mente influem sobre o corpo assim como doenças da alma geram disfunções físicas. Este é um tripé que só se mantém de pé com três pernas: corpo, mente, espírito. O apaziguamento do espírito reduz o stress e, por isso, diminui a chance de doenças do corpo. Há inúmeros estudos demonstrando que a espiritualidade age positivamente na redução do stress e, por consequência, da hipertensão arterial e de outras doenças cardiovasculares.

Sono saudável faz bem para o coração

- Evite sestas, se você já tem dificuldade de dormir à noite.
- São suficientes de seis a oito horas de sono por dia para um indivíduo adulto. Não procure prolongar o tempo na cama mais do que o necessário. Jovens necessitam de mais horas de sono, enquanto os idosos podem abreviá-lo.
- Reserve a cama para o sono e o sexo. Não leve trabalho para a cama à noite, antes de dormir.
- Evite atividades estressantes próximo à hora de dormir. Procure desenvolver uma rotina relaxante e agradável para preparar-se para o sono.
- Escureça o ambiente de seu quarto.
- Evite fumar à noite. Aliás, evite fumar sempre.
- Tome um banho morno antes de dormir. Você deve relaxar para ter uma boa noite de sono.
- Faça por alguns minutos uma leitura leve e sem emoções. Não leia algo que possa desconcentrá-lo, impressioná-lo ou preocupá-lo.
- Fazer uma oração é um excelente modo de apaziguar-se. Não foi por acaso que aprendemos já com nossos avós a rezar antes de dormir.

- Não durma de estômago vazio. Faça um lanche rápido, como um copo de leite e uma fruta ou gelatina.
- Se possível e viável, faça sexo. Você relaxará e dormirá melhor.
- Vista-se com roupa leve e confortável, que permita ao corpo transpirar.
- Mantenha a temperatura ambiente entre 20 e 23 graus Celsius.
- Evite e previna a ocorrência de ruídos agudos. Ruídos contínuos de tons graves são mais suportáveis (ar-condicionado, por exemplo).
- Se for possível, retire os telefones do quarto.
- Evite pensar em seus problemas profissionais ou pessoais na hora de dormir. O melhor horário para isso é de manhã ao acordar, quando o cérebro humano encontra soluções inesperadas.
- Evite alimentar-se exageradamente à noite. Nossos avós já diziam que viviam mais os que, ao invés de jantar, faziam uma refeição mais leve, semelhante ao café da manhã.
- Evite tomar à noite qualquer produto que contenha estimulantes, como por exemplo a cafeína (de alguns chás e do café), ou chocolate ou bebidas alcoólicas.
- Se não for possível evitar o jantar, evite pelo menos refeições ricas em alimentos que são digeridos mais lentamente (carnes condimentadas com molhos gordurosos, por exemplo).
- Exercícios vigorosos antes de dormir podem lhe tirar o sono. Exercite-se somente até duas horas antes.
- Para iniciar o sono, concentre-se em uma cena imaginária serena que lhe cause prazer e paz.
- Ou então concentre-se na sua respiração. Respire profundamente a cada três respirações normais. Isto o fará relaxar.

- Não fique lutando para adormecer. Se você não consegue dormir, ocupe-se com outra coisa e tente mais tarde.
- Se acordar durante a noite, evite movimentar-se demais, ligar a televisão, comer, conversar, tomar café etc. Evite desconcentrar-se de seu sono, pois pode afugentá-lo definitivamente. A melhor atitude para evitar a insônia nestas circunstâncias é ficar imóvel na cama sonhando acordado, imaginando todos os seus problemas já resolvidos da forma ideal. Sonhar com a mega-sena e o que faria com o dinheiro é melhor e mais criativo do que contar carneirinhos.
- Uma leitura leve também pode ajudá-lo a retomar o sono.
- Se você levanta muitas vezes para urinar durante a noite, procure o seu médico. O normal é não urinar durante as horas de sono.
- Se você usualmente sonha, procure anotar seus sonhos logo ao acordar, pois são facilmente esquecidos. O sonho é material vivo originado diretamente em sua alma. É o inconsciente em estado concreto. Os sonhos poderão ser úteis principalmente se estiver fazendo psicoterapia.
- Habitue-se a sair da cama vagarosamente, sem sobressaltos. Seu organismo precisa adaptar-se à nova posição. Caso levante muito rápido, poderão ocorrer tonturas passageiras fisiológicas (ou seja, normais).
- Procure manter uma regularidade do padrão sono-vigília. Tente dormir e acordar aproximadamente na mesma hora diariamente.
- Acordar-se à mesma hora é importante para o bom funcionamento do organismo. Leve em consideração que acordamos de manhã por força da circulação de um hormônio produzido pelas glândulas suprarrenais, a adrenalina. Ela agita o nosso sono, tornando-o superficial. Isto ocorre

diariamente, como se tivéssemos um relógio dentro de nós. Esta periodicidade do organismo é conhecida como **ritmo circadiano**. Por força também desse hormônio e das reações que ele desencadeia, ocorre mais frequentemente das sete às dez horas da manhã uma maior incidência de crises hipertensivas e infartos. Por isso:

- Prefira a tarde para exercitar-se.
- Faça ao acordar alongamentos que relaxam sua musculatura sem elevar a pressão arterial.
- Se você ronca e faz pausas na respiração enquanto dorme, procure um médico especialista em doenças do sono.
- Se você sofre de insônia crônica, procure seu médico. Ele poderá prescrever sedativos que facilitem ou induzam seu sono. Os remédios mais frequentemente usados para isso são chamados benzodiazepínicos.

Dormir mal afeta o coração?

Não faz muito que o sono passou a ser de interesse dos cardiologistas. Foi quando começou a se observar que indivíduos que roncam e fazem apneia podem apresentar uma série grande de distúrbios físicos. Apneia são aquelas pausas angustiantes da respiração por mais de dez segundos que os roncadores às vezes fazem e que parece que não vão voltar a respirar nunca.

- Os distúrbios do sono afetam cerca de 40 a 50% da população.
- O ronco ocorre pela passagem de ar em velocidade, fazendo vibrar a região da campainha (na garganta).
- O ronco afeta 50% da população adulta, principalmente homens de meia-idade, e 10% das crianças.

- A cada dez pessoas que roncam, uma tem apneia.
- Sedentarismo e obesidade são causas de ronco e apneia.
- Quem tem mais de quinze apneias por hora de sono apresenta grande probabilidade de ter hipertensão.
- Apneia e ronco têm sido relacionados a doenças cardiovasculares.
- As apneias repetidas podem reduzir a oxigenação do sangue.
- As apneias provocam noites maldormidas. Ao acordar pela manhã, o indivíduo sente-se cansado e com sono.
- Se você acorda uma, duas, três vezes para urinar, seu sono não é normal. O ronco e a apneia reduzem a oxigenação do sangue, e o fígado, que trabalha mais à noite, deixa de produzir o hormônio antidiurético que reduz a produção de urina durante a noite, permitindo que as pessoas durmam sem ter que urinar.
- A apneia e o ronco podem estar relacionados à impotência sexual por redução na produção do hormônio masculino (testosterona).
- Também ocorre aumento do colesterol, pois o fígado deixa de destruí-lo durante a noite.
- A mesma queda de oxigenação provoca inúmeras reações, como pesadelos, sobressaltos etc.
- Mas o problema principal é o aumento do átrio esquerdo pela pressão torácica e pulmonar produzida pela apneia. Átrio esquerdo aumentado significa ao longo do tempo o aparecimento de arritmias, principalmente fibrilação atrial, uma má notícia que exige tratamento pelo resto da vida.
- O sono durante o dia, ao dirigir ou assistir a um filme, pode estar relacionado com apneias noturnas.

- Indivíduos com apneia durante o sono têm sete vezes mais chances de se envolver em acidentes de trânsito devido ao sono e o cansaço.
- Há outros fatores que aumentam o ronco e a apneia: bebida alcoólica em excesso à noite, alimentação muito farta antes de dormir, posição ao dormir (principalmente de costas).
- Ronco e apneia são em geral provocados por obstrução nas vias aéreas.
- Se você sofre de obstrução nasal, o primeiro exame a ser feito é com o otorrinolaringologista, para avaliar a presença dessas obstruções.
- Há médicos especialistas em sono e suas doenças.
- Há tratamento para a maioria dos problemas do sono.
- A primeira atitude é, certamente, emagrecer. Com a diminuição do peso, o ronco e a apneia são reduzidos.
- O exercício físico enrijece os tecidos e parece também diminuir o ronco e a apneia.
- O problema mais sério do ronco é a dificuldade de relacionamento que ele pode provocar.
- Quando no casal um dos dois ronca, não deixando o outro dormir, inevitavelmente se estabelece um conflito.
- Dormir em quartos separados pode ser uma solução momentânea, quando possível. Porém deve haver uma clara decisão, discutida e aceita pelos dois, para que o roncador não se sinta rejeitado e abandonado.
- O carinho e o interesse pelos problemas do roncador são fundamentais para manter a estabilidade da relação.
- Às vezes mover gentilmente a cabeça ou o tórax do roncador durante o sono já é suficiente para interromper o ronco.

- A discussão clara do problema e suas soluções e o enfrentamento pelo casal como sendo um problema dos dois levarão a uma solução satisfatória.
- Há próteses para uso na boca, entre os dentes, que, em alguns casos, funcionam para reduzir o ronco.
- Para os casos mais severos (mais de trinta apneias por hora de sono), existe a máscara de CPAP (*Continuous Positive Airway Pressure*) para ser utilizada durante a noite. Trata-se de um equipamento de pequeno porte colocado ao lado da cama que introduz pressão de ar positiva pelas narinas, fechando a glote e interrompendo o ronco. É utilizada uma máscara que se restringe ao nariz e permite ser exercida uma pressão positiva na respiração. Há técnicos fisioterapeutas especializados na adaptação do equipamento e das máscaras. O sono torna-se extremamente confortável após seu uso.

A BUSCA DA ALIMENTAÇÃO SAUDÁVEL

A DESCOBERTA DA MAGIA MEDITERRÂNEA

No início da década de 50, Ancel Keys, um pesquisador norte-americano da Universidade de Minnesota, se interessou por uma região no sul da Itália onde doenças coronárias eram quase inexistentes. Na mesma época, nos Estados Unidos e em outros países ricos, a escalada da epidemia de aterosclerose tornava-se mais intensa. Ancel Keys surpreendeu-se, porque as únicas ocorrências da doença se limitavam a indivíduos da alta sociedade.

Quando Keys começou a explorar a dieta daquela região, constatou que o consumo de produtos animais era muito baixo, que o total de gorduras consumidas era também baixo, e que o consumo de vegetais, frutas e grãos formava a base da dieta do local. Já nos anos 50, Keys ajudou a definir a relação entre nutrição e saúde, hoje tão bem estabelecida. Publicou então um livro que se transformou em um marco histórico: *How to eat well and stay well, the mediterranean way* (Como alimentar-se bem e sentir-se bem, à maneira mediterrânea). O interessante e coincidente foi o fato de que, na mesma região de Salerno em que Keys iniciou suas observações, floresceu, na Idade Média, a Escola Médica Salernitana, que preconizava: "Que o alimento seja a tua medicina e que a medicina seja o teu alimento".

Por meio do seu interesse nos efeitos da dieta sobre a doença coronária, Keys desenvolveu um dos estudos epidemiológicos mais importantes do nosso tempo, chamado *The Seven Countries Study* (O estudo dos sete países). Após pesquisar a região de Nápoles, na Itália, Keys constatou que a melhor dieta para prevenção de doença cardíaca seria a dieta tradicional da classe trabalhadora dos anos 50 naquela região. Ali, ele constatou a correlação da alimentação com os baixos níveis de colesterol no sangue e com a baixa incidência de infartos. Uma das descobertas mais intrigantes desse estudo foi que as pessoas que viviam em

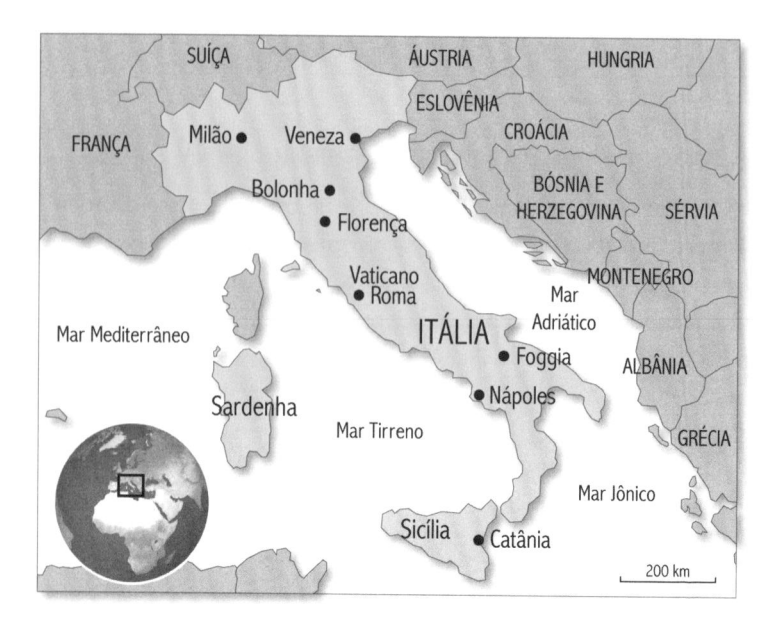

Creta, em outras partes da Grécia e no Sul da Itália tinham uma elevada expectativa de vida e baixíssima incidência de doenças cardíacas e de alguns tipos de câncer.

O estudo dos sete países

O estudo foi desenvolvido por Keys para identificar os fatores de risco de doença cardíaca e os níveis da doença em 1958. Envolveu treze mil homens entre 40 e 59 anos, ao longo de cinco anos, na Grécia, Itália, Croácia e Sérvia (na época, estes últimos dois países faziam parte da Iugoslávia), Japão, Finlândia, Holanda e Estados Unidos.

Os moradores dos países com maior consumo de gorduras saturadas, como os Estados Unidos e a Finlândia, mostraram maiores níveis de doença cardíaca. Ao contrário, os moradores da região mediterrânea apresentavam menor ocorrência de doença cardíaca, e a mortalidade causada pela doença estava entre as mais baixas.

O estudo foi prolongado por mais dez anos, com dez mil participantes, e trouxe outras informações preciosas. Constatou-se que havia outros fatores de risco, além da dieta e dos níveis de colesterol, relacionados com a doença cardíaca: idade, pressão arterial e tabagismo. E mais: norte-americanos, holandeses e finlandeses apresentavam duas vezes mais doença coronária do que italianos e quatro vezes mais do que gregos.

Então, Keys concluiu que a porcentagem de gordura na dieta é que fazia a diferença, sendo a Dieta Mediterrânea pobre em gordura e, certamente, relacionada com qualidade superior de saúde.

Dieta de Lyon: a investigação continua

Na última década do século XX, um estudo conduzido por Michel de Lorgeril em Lyon, na França, testou a hipótese de que a Dieta Mediterrânea poderia reduzir a chance de ocorrência de um segundo ataque cardíaco em pacientes que já haviam apresentado um primeiro evento cardiovascular. O estudo tornou-se mundialmente conhecido como o "estudo da dieta de Lyon para o coração". Seiscentos pacientes com menos de setenta anos e com infarto recente foram divididos em dois grupos. O primeiro foi submetido a uma dieta do tipo mediterrâneo, com 30% das calorias vindas das gorduras do óleo de canola, sendo apenas 8% composta por gorduras saturadas. O limite de ingestão de colesterol diário foi de 200mg. O outro grupo recebeu orientações gerais para seguir uma dieta comum do Norte da Europa, tentando reduzir as gorduras saturadas. O estudo foi projetado para cinco anos, porém, surpreendentemente, após dois anos foi interrompido por razões éticas, pois era evidente o menor número de infartos e mortes no grupo que ingeria a Dieta Mediterrânea. Também ocorreu o fato de que, dezenove meses depois de interrompido o estudo, a maioria dos participantes permanecia seguindo a dieta porque tinha gostado. E os benefícios da dieta se mantinham 46 meses depois. Esse estudo mereceu uma publicação em fevereiro de 1999 na prestigiada revista médica *Circulation*, e é hoje referido como um dos marcos da prevenção das doenças cardíacas.

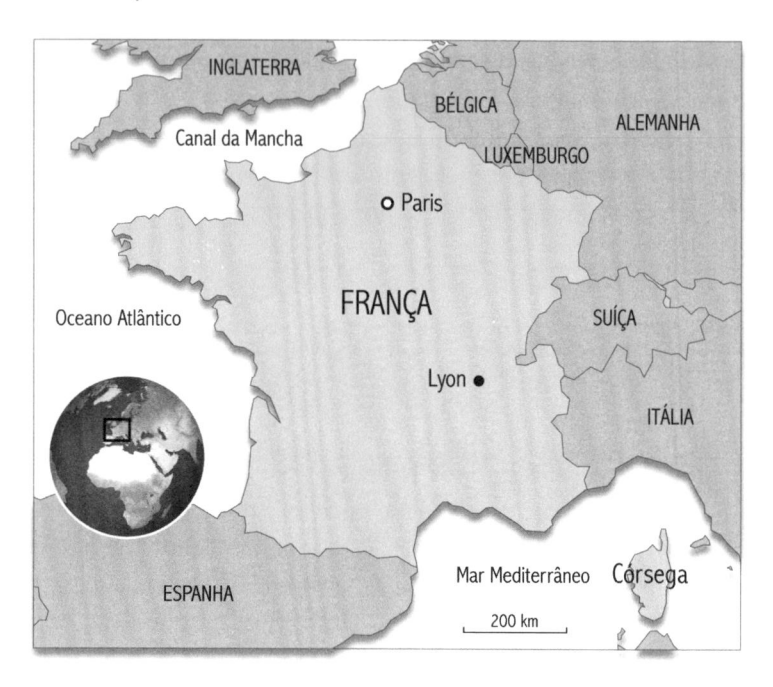

O PARADOXO FRANCÊS

A França sempre se orgulhou da saúde de sua população, apesar da tradição nacional de uma culinária rica em gorduras de queijos, molhos e patês. Os franceses apresentam historicamente taxas menores de doenças cardiovasculares do que os habitantes de países como os Estados Unidos. Os cientistas sempre explicaram que saladas, azeite de oliva e vinho tinto (que contêm bioflavonoides com fortes propriedades antioxidantes), todos componentes típicos da Dieta Mediterrânea, equilibravam a nutrição dos franceses, criando o chamado "paradoxo francês".

Pesquisas recentes, entretanto, detectaram uma evolução inesperada e alarmante dos índices de colesterol e obesidade na França. O motivo dessa nova tendência seria a invasão do fast--food, lanches rápidos e gordurosos, regados a muito refrigerante – com grande aceitação especialmente entre o público jovem.

Foi como se tivesse soado um alarme, e agora o esforço dos médicos e das autoridades francesas é no sentido de reverter essa tendência, retomando os velhos hábitos mediterrâneos de alimentação saudável.

MANUAL DE MANUTENÇÃO PREVENTIVA DO COLESTEROL

O QUE É E COMO CONTROLAR

Você pode se surpreender com essa informação: colesterol não é uma gordura. Ao contrário, é o detergente das gorduras. Por isso seu metabolismo está intimamente ligado às gorduras. A má notícia é que, ingerindo gorduras, aumentamos o colesterol no sangue, e ele se torna um mecanismo de agressão à parede das artérias. Por isso vamos iniciar conhecendo as gorduras.

ENTENDENDO AS GORDURAS

As gorduras são substâncias não solúveis em água, componentes essenciais das células, responsáveis pela absorção de algumas vitaminas e pelo isolamento térmico do organismo. São também fonte de energia de reserva para alguma necessidade. O organismo se previne armazenando energia em forma de gorduras. E o mais importante: elas são necessárias para o nosso organismo.

O QUE SÃO GORDURAS SATURADAS E INSATURADAS?

São estruturas químicas compostas de carbono e hidrogênio. Se a gordura é **saturada**, a cadeia de carbono carrega todos os átomos de hidrogênio possíveis. A **insaturada** é a gordura que ainda mantém espaço para captar átomos de hidrogênio.

Qual é a diferença entre gordura saturada e insaturada?

Gorduras saturadas geralmente são sólidas, com exceção dos óleos de coco e de palmeira (dendê), chamados óleos tropicais. O toicinho, a gordura branca ou amarela do boi, do cordeiro etc. são exemplos de gorduras sólidas animais. Também se incluem a manteiga, a nata e outros derivados do leite.

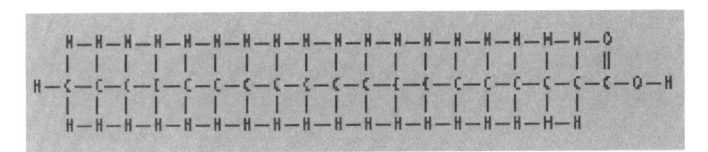

Gordura saturada

Gorduras insaturadas são geralmente óleos líquidos na temperatura ambiente, como os vegetais – de oliva, milho, girassol etc. Óleos de peixes são as gorduras mais insaturadas, duas vezes mais do que as vegetais, e, portanto, mais benéficas à saúde.

O que são gorduras monoinsaturadas?

Se a gordura insaturada tem só **um** espaço para que dois átomos de hidrogênio possam se conectar, ela é monoinsaturada.

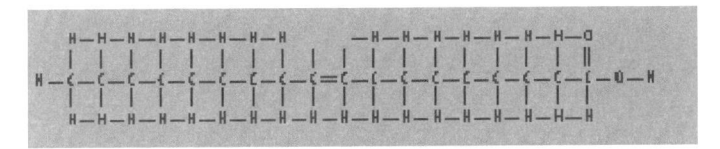

Gordura monoinsaturada

Gorduras monoinsaturadas existem nos óleos de oliva, que caracterizam a dieta mediterrânea, rica em gorduras monoinsaturadas, o que faz reduzir a incidência de doença coronária e derrames cerebrais na população dos países à beira do mar Mediterrâneo. Há também gorduras monoinsaturadas em castanhas, nozes, amendoim e abacate.

O QUE É GORDURA POLI-INSATURADA?

Se há 2 espaços onde 4 átomos de hidrogênio possam ser adicionados, então as gorduras são poli-insaturadas.

As gorduras poli-insaturadas são normalmente líquidas em temperatura ambiente. Dois dos ácidos poli-insaturados, o linoleico (**Ômega-6**) e o alfa-linoleico (**Ômega-3**), são necessários na produção de hormônios e no metabolismo das células.

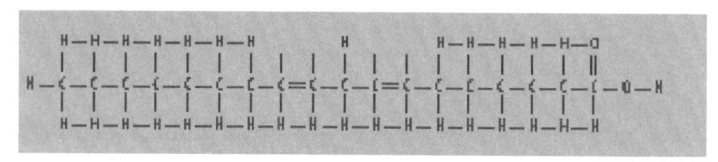

Gordura poli-insaturada

Esses dois tipos de ácidos são chamados de ácidos graxos essenciais porque o nosso corpo é incapaz de produzi-los, e, como são necessários, eles devem ser ingeridos através dos alimentos.

Portanto, gorduras poli-insaturadas são principalmente de dois tipos: Ômega-6 e Ômega-3. Quase 90% da nossa dieta de gorduras poli-insaturadas é constituída de Ômega-6 e vem, geralmente, de óleos vegetais, como soja, milho e girassol. O Ômega-3 vem principalmente dos produtos do mar. Ambos estão relacionados com a redução da formação de coágulos na circulação e com a redução do colesterol total e do LDL.

Em um estudo realizado durante quatorze anos pela Harvard University em 80 mil mulheres, observou-se que a substituição das gorduras saturadas pelas mono e poli-insaturadas reduz o risco de doença coronária em 42%.

O processamento dos alimentos pode transformar produtos poli-insaturados em saturados. É o caso do óleo vegetal que, após prolongada fritura, ao esfriar se solidifica. Torna-se, portanto, saturado.

Ingestão de gorduras saturadas para quem já tem colesterol elevado aumenta ainda mais o colesterol. Ingerir diretamente colesterol – por exemplo, o ovo tem colesterol em estado puro – é melhor do que comer a gordura da picanha.

A ingestão excessiva de gorduras saturadas tem sido também associada a câncer de cólon, de próstata e de mama, além da obesidade. Vários estudos têm correlacionado a redução da ingestão de gorduras com a diminuição dos níveis de colesterol. Portanto, deve-se reduzir a ingestão de gorduras e preferir as insaturadas.

Escolha seu alimento evitando a gordura saturada	
Produtos	Porcentagem saturada
Azeite de canola	7%
Azeite de girassol	12%
Azeite de milho	14%
Azeite de oliva	14%
Óleo de soja	14%
Margarina (mole)	14%
Margarina (dura)	16%
Azeite de amendoim	19%
Óleo de semente de algodão	26%
Gordura de galinha	30%
Banha de porco	40%
Óleo de palmeira (dendê)	50%

Gordura de carne bovina	51%
Manteiga	51%
Óleo de coco	88%

Todos os óleos vegetais contêm uma combinação de gordura insaturada (poli ou mono) e menor quantidade de gordura saturada, com exceção dos óleos de coco (banha de coco) e de palmeira (dendê), que têm grande quantidade de gordura saturada.

Você deve escolher gorduras e óleos que contenham a maior porcentagem de gorduras monoinsaturadas, porque elas ajudam a baixar o colesterol no sangue (veja a tabela a seguir).

QUANTO MAIS MONOINSATURADA, MELHOR:

Produtos	Porcentagem monoinsaturada
Azeite de oliva	74%
Azeite de canola	59%
Óleo de amendoim	46%
Gordura de galinha	45%
Gordura de carne	43%
Banha de porco	42%
Margarina	36%
Chocolate amargo	30%
Margarina (mole)	29%

Azeite de milho	25%
Manteiga	24%
Óleo de soja	23%
Óleo de girassol	20%
Chocolate ao leite	10%
Óleo de coco	6%

Os alimentos com teores mais elevados de gorduras monoinsaturadas são abacate, amêndoas, castanhas de caju, nozes e amendoim.

Onde são encontrados os Ômega-3?

Com a observação de que os esquimós apresentam pequena incidência de aterosclerose e infarto, passou-se a acreditar que o fato de ingerirem peixes de águas frias pudesse ser a explicação. De fato, salmão, sardinha, arenque, anchova, peixe-espada, truta, atum e bacalhau contêm ácidos graxos poli-insaturados, chamados Ômega-3, que são eficientes em baixar níveis de colesterol e triglicerídeos no sangue, reduzindo a formação de coágulos na circulação, portanto diminuindo o risco de ataque cardíaco.

Suplementos de óleo de peixe também suprem a necessidade de ingestão de ácidos graxos Ômega-3, mas não são tão eficientes quanto a ingestão do próprio peixe.

Onde são encontrados os ácidos graxos Ômega-6?

Os Ômega-6 estão presentes nos óleos de milho, de girassol e outros. Também são encontrados em vários tipos de alimentos, entre eles ovos, peixes, frutas, vegetais, legumes e grãos. Na realidade, os ácidos graxos Ômega-6 estão presentes em tantos alimentos que ninguém precisa se preocupar em suplementar as quantidades deles na alimentação.

A proporção de Ômega-3 e Ômega-6 que você ingere é importante. Você deve ingerir mais Ômega-3 (principalmente peixes) do que Ômega-6 (encontrado em grãos e vegetais). Pessoas que ingerem mais Ômega-3 que Ômega-6 têm menos risco de desenvolverem doença cardíaca.

O QUE SÃO AS GORDURAS TRANS?

Um processo químico pode proporcionar maior duração aos alimentos que contêm gorduras vegetais, evitando que fiquem rançosos, acrescentando átomos de hidrogênio a gorduras poli-insaturadas, mudando assim a sua fórmula. Dessa forma, os óleos vegetais solidificam-se e transformam-se em gorduras trans. As margarinas de bastão, por exemplo, fazem parte desse tipo de gordura processada.

O nome desse processo artificial é **hidrogenação**.

Quando nem todas as ligações foram hidrogenadas, os produtos são **parcialmente hidrogenados** e mais cremosos. Esses produtos parcialmente hidrogenados contêm gorduras chamadas **trans**. Há estudos mostrando que o consumo desses **ácidos graxos** chamados trans é mais deletério do que as próprias gorduras saturadas.

Nos rótulos de alimentos, você encontrará "óleos vegetais parcialmente hidrogenados" incluídos na lista de ingredientes. São as gorduras trans.

QUAIS SÃO OS PERIGOS DAS GORDURAS TRANS?

Elas podem ser tão perigosas quanto as saturadas. Podem aumentar a produção de colesterol pelo fígado e se relacionam com o desenvolvimento de aterosclerose.

Em quais alimentos ingerimos a gordura trans?

De acordo com a American Heart Association, os três tipos de alimentos mais consumidos que levam gorduras trans são:
 margarinas
 bolachas
 pães brancos

Entenda mais sobre o colesterol, esse velho bandido

O colesterol é uma substância cerosa, com aspecto amarelado, que é usada pelo corpo inteiro para que este funcione normalmente. Colesterol endógeno é o produzido pelo fígado. Colesterol exógeno é o que vem de fora, através da alimentação. O corpo produz o colesterol no fígado e o utiliza para produzir hormônios, vitamina D e ácidos biliares, que são armazenados na vesícula e ajudam na digestão de gorduras ingeridas na alimentação. Ele está presente também nas células do corpo. É encontrado em músculos, cérebro, nervos, pele, fígado, intestino e coração. Há colesterol em praticamente todas as nossas células. Em algumas, em maior quantidade, como as do cérebro. Em outras, em menor. Para você não ficar fantasiando, vamos mostrar a fórmula química desse tal colesterol:

Parece inocente, não?

Portanto, o colesterol é produzido no fígado de seres vivos. Como árvore não tem fígado, colesterol não dá em árvore ou em outros vegetais. Só produtos de origem animal são ricos em colesterol.

O colesterol é insolúvel em líquido, por isso ele circula no sangue pegando carona nas lipoproteínas.

Há dois tipos de lipoproteínas. Uma delas leva o colesterol aos tecidos onde ele é necessário. Mas, se houver colesterol em excesso, ela pode abandoná-lo nas paredes das artérias, onde é pouco ou nada necessário. É o LDL, uma lipoproteína desastrada que é também conhecida como colesterol ruim, pois pode provocar infarto e acidentes cerebrais, acumulando-se nas paredes das artérias.

A outra é uma lipoproteína bendita, pois recolhe o colesterol no sangue e o leva até o fígado para ser decomposto. É uma espécie de faxineiro. É o HDL, o bom colesterol.

Vamos absolver parcialmente o colesterol?

O colesterol é na realidade, como dissemos antes, um detergente preparado pelo fígado para dissolver as gorduras saturadas que passam pelo aparelho digestivo. É armazenado temporariamente na vesícula biliar sob a forma de bile. Quando ingerimos gordura saturada, o fígado recebe o aviso vindo do aparelho digestivo e descarrega colesterol para dissolver as gorduras. Quanto mais gordura, mais colesterol. O problema é que a produção passa a ser maior do que o necessário. Nesse caso, o colesterol, por economia do organismo, é reabsorvido e levado de volta ao fígado, onde é destruído e novas moléculas são produzidas. A quantidade diária produzida pelo nosso fígado é de 200 mg, o que existe naturalmente em um ovo ou em um bife médio. O problema é que o colesterol LDL transitando em excesso pelas artérias termina lesando suas paredes, iniciando o processo de aterosclerose, que é, em resumo, uma inflamação na superfície interna do vaso.

Evidências

- Em 1984, um estudo da *Lipid Research Clinics* confirmou que diminuindo os níveis de colesterol total e LDL há menor probabilidade de ocorrer ataque cardíaco e doenças coronárias.
- Outro estudo feito na Escócia chamado *West of Scotland Coronary Prevention Study* (WOSCOPS), em 1995, mostrou que o uso de remédio para reduzir os níveis de colesterol e uma dieta com menos ingestão de colesterol, em homens com níveis de colesterol total de 249mg/dL a 295mg/dL, diminuiu os níveis de colesterol total em 20% e os níveis de LDL (ruim) em 26%. Comprovou-se também, nesse estudo, a redução de ocorrência de ataques cardíacos não fatais em 30%, o número de cirurgias de ponte e angioplastia se reduziram em 37%, e as mortes causadas por doenças cardiovasculares diminuíram 32%.
- Estudos como o *Air Force/Texas Coronary Artherosclerosis Prevention Study* (AFCAPS/TexCAPS) também mostraram que homens, mulheres e idosos com o colesterol baixo, se ingerirem menos colesterol na alimentação, podem reduzir o risco de ocorrência de evento coronário em 37%.

- Todas as séries de pesquisas com estatina (remédio usado para baixar o colesterol, como você verá mais adiante) resultaram em:
  - ✓ diminuição do colesterol total e do LDL;
  - ✓ consequentemente, redução da chance de ocorrer ataque cardíaco;
  - ✓ redução da necessidade de ponte de safena ou angioplastia;
  - ✓ diminuição do número de mortes causadas por doenças coronárias.

O correto é fazer um exame de sangue chamado **perfil lipoproteico** para descobrir os seus índices de colesterol. Este teste é feito após nove a doze horas de jejum e informa sobre o seu:

- **Colesterol total**
- **LDL, colesterol ruim**
- **HDL, colesterol bom**
- **Triglicerídeos**

> Se não for possível fazer o perfil lipoproteico, ou se o seu exame não mostra os valores de LDL, sabendo o seu nível de colesterol total, HDL e triglicerídeos, você pode ter uma ideia dos seus níveis de colesterol LDL por meio da seguinte fórmula:
>
> LDL colesterol ruim =
> (Colesterol total − HDL) − (triglicerídeos/5)

Observe abaixo os números do colesterol e compare aos seus:

Nível de colesterol total (mg/dl)

Menos de 200	Desejável
200 – 239	Limite alto
240	Alto

Nível de colesterol LDL (ruim)

Menos de 100	Ótimo
130 – 159	Limite alto
190 e acima	Muito alto

Nível de colesterol HDL (bom)

Menos de 40	Baixo
40 a 59	Quanto mais alto melhor
60 ou mais	Ótimo

Triglicerídeos

Menos de 160	Ótimo
Mais de 200	Alto

ÍNDICE COLESTEROL TOTAL/HDL

Dividindo-se o colesterol total pelo HDL, teremos um número mágico. Acima de 5, ele significa problemas. Quanto menor do que 5, melhor.

- O HDL protege contra doença cardíaca, portanto os seus números altos são favoráveis.
- Um nível baixo de HDL (<40mg/dl) é considerado um dos principais fatores de risco para desenvolver doença cardíaca. Níveis de 60mg/dl ou mais ajudam a diminuir o risco de doença cardíaca.
- Triglicerídeos em níveis altos também podem aumentar o risco de doença cardíaca. Algumas pessoas com níveis dentro do limite alto (200mg/dl ou mais) podem precisar de tratamento.
- Se o seu risco de desenvolver doenças cardiovasculares é alto ou se você for diabético, seu LDL deve ser reduzido para menos de 100.

A quantidade absorvível de colesterol exógeno não passa de 300mg por dia. O colesterol que ingerimos está em vários produtos da natureza. Você deve conhecê-los para poder controlar a quantidade diária que ingere. Mas se você ingeriu gorduras saturadas por longos anos, seu fígado já se programou para produzir mais colesterol, acima do necessário. Então só medicamentos podem baixá-lo. O fato dos rótulos de azeite, hoje em dia, dizerem "sem colesterol" é uma forma de marketing para vender mais o produto. O azeite é vegetal, não há como haver colesterol nele! Os alimentos que podem aumentar o colesterol são os com alta concentração de gordura saturada, que é a gordura animal. Ela está geralmente em estado sólido. Toda a gordura visível nos alimentos é gordura saturada. Mas às vezes você não a vê, porque está no meio das fibras.

O tratamento por medicamentos do colesterol elevado você encontrará no **Manual de consertos**.

Alimentos que além de saudáveis baixam o colesterol

Há muitas maneiras de baixar o colesterol pela alimentação. A primeira, é claro, é comer menos carne, leite integral e derivados, ou seja, tudo que contenha gorduras saturadas. Mas há muitas outras que exigem menos sacrifício por ser parte da alimentação do dia a dia. Há muito folclore e algumas inverdades com relação aos alimentos que baixam o colesterol, por isso incluímos aqui unicamente aqueles cujos efeitos estão de alguma forma comprovados e aceitos pelas sociedades científicas da área.

Abacate

O abacate tem alto teor de gordura monoinsaturada que, como já dissemos, é conhecida por baixar o colesterol LDL. Ele é rico em ácido oleico, o mesmo monoinsaturado encontrado no azeite de oliva e no óleo de canola.

Alcachofra

Alcachofra contém um composto chamado cinarina que aumenta a produção de bile pelo fígado e a atividade da vesícula biliar. A bile elimina o excesso de colesterol do corpo, atacando as gorduras no próprio aparelho digestivo.

Alho

O alho contém **alicina**, um composto que se torna ativo quando o dente do alho é picado, esmagado ou cozido. Quando reage com oxigênio, a alicina produz um odor característico. O alho parece afinar o sangue, prevenindo a formação de coágulos na circulação ou dissolvendo-os. Ele provoca a redução da capacidade das plaquetas de se grudarem umas às outras, o mesmo efeito obtido com a aspirina.

Beringela

Há estudos realizados no Brasil sobre os efeitos da beringela nos níveis do colesterol que sugerem que esta leguminosa tem um potencial benéfico contra o colesterol alto, mas não baixam suficientemente.

Castanhas, amêndoas, nozes

As castanhas têm gorduras monoinsaturadas ou poli-insaturadas que são saudáveis. As amêndoas têm cálcio, que fortifica os ossos e os dentes; vitamina E, um agente antioxidante que reduz o risco de doença cardíaca e certos tipos de cânceres; e magnésio, que ajuda a regular a pressão arterial. Além disso, amêndoas contêm alto teor de gordura monoinsaturada, que, como já vimos, reduz o colesterol total e o LDL, sem afetar negativamente o HDL. As amêndoas também são uma boa fonte de arginina, que é um precursor dietético de um produto químico chamado óxido nítrico, um grande vasodilatador também conhecido como EDRF (fator relaxador derivado do endotélio).

A gordura presente nas nozes é poli-insaturada em grande quantidade, uma das mais altas em alimentos naturais. As nozes também são ricas em ácido linoleico. Esse ácido faz parte da família dos Ômega-3 e é eficiente na redução do colesterol.

Carnes magras

Mesmo que o seu colesterol seja alto, não significa que você deva demonizar a carne vermelha. Se você souber escolher cortes mais magros, o consumo da carne vermelha com moderação, apesar dos teores altos de gordura saturada, pode até beneficiá-lo, pois é uma ótima fonte de proteína, ferro, zinco e vitamina B. Porções pequenas de carne são suficientes para prover esses nutrientes. Na última década, o comércio do gado teve transformações pela demanda por uma carne vermelha mais magra. Soluções de melhoramento genético reduziram significativamente a quantidade de gordura saturada a ponto de hoje serem disponíveis porcos com menos gordura saturada na carcaça do que galinhas. Os criadores também começaram a vender a carne mais cedo, pois o gado mais novo tem menos gordura. O exemplo europeu deve ser aprendido. Lá se come principalmente carne de vitela, um animal tão novo que não teve tempo de acumular gordura alguma. Retirar a gordura da carne antes de cozinhá-la também pode reduzir o teor de gordura saturada e colesterol ingerido.

Cebola

A cebola é composta por elementos antioxidantes, chamados de flavonoides, que também estão presentes em outros vegetais, frutas e chás. O flavonoide é capaz de reduzir o risco de doença coronária e infarto por bloquear a formação de coágulos no sangue. Ele é um antioxidante que também interfere na oxidação do colesterol ruim, o LDL, impedindo o acúmulo de placas nas artérias coronárias.

Cenoura

A cenoura tem muito betacaroteno, vitamina C e até vitamina A, que são nutrientes antioxidantes que ajudam a prevenir uma variedade de doenças, inclusive câncer. As cenouras são ricas em pectato de cálcio, um tipo de fibra solúvel que pode contribuir para a redução do colesterol juntando-se aos ácidos biliares responsáveis pela digestão de gorduras e transportando o colesterol para fora do corpo pelas fezes. A cenoura crua conserva todos os ingredientes saudáveis, pois muitos deles são perdidos ao cozinhá-la.

Chá

Especialmente o chá verde pode ajudar a reduzir o risco de doença cardíaca e o nível de colesterol total no sangue. O chá verde tem uma grande quantidade de polifenóis. Por outro lado, o processo de fermentação do chá preto destrói os polifenóis presentes nas suas folhas. Por isso, eles não produzem o mesmo resultado.

Os polifenóis são responsáveis pela proteção cardiovascular. Os polifenóis agem como antioxidantes, os agentes químicos que ajudam a antagonizar os radicais livres, conhecidos por danificar as células, acelerando o envelhecimento e causando doenças cardíacas e câncer. Os polifenóis ajudam a diminuir a oxidação do colesterol LDL. A oxidação é o processo químico que faz partículas de colesterol LDL se alojarem mais facilmente nas paredes das artérias. As propriedades antioxidantes do chá podem também ajudar a reduzir a coagulação do sangue dentro dos vasos – a causa principal dos infartos, tromboses e embolias.

O chá também contém flavonoides, compostos antioxidantes que parecem diminuir o processo do acúmulo do colesterol LDL na corrente sanguínea.

Chocolate

Depois de ter desfrutado de má reputação por muito tempo, agora há novidades sobre o chocolate. Recentemente sugere-se que os chocolates, principalmente os amargos, não só baixam o colesterol LDL (ruim), como aumentam o HDL (bom). Os flavonoides encontrados no chocolate podem agir como antioxidantes, neutralizando a formação da placa que entope as artérias e que provoca ataque cardíaco. Opte pelos mais escuros e em quantidades moderadas. O chocolate meio amargo tem mais cacau que o chocolate ao leite (e o amargo tem mais ainda). Os melhores têm porcentagens acima de 70% de cacau.

Cogumelos

O cogumelo é usado pelos japoneses desde os velhos tempos. Eles acreditam que esse alimento pode ajudar a prevenir e a tratar o câncer e outras doenças degenerativas. É difícil imaginar que os cogumelos sejam capazes de reduzir o colesterol, principalmente por se constituírem em 90% de água. Mas os 10% remanescentes contêm uma riqueza de nutrientes que incluem potássio, cálcio, riboflavina, niacina e ferro. Alguns fungos contêm muitas proteínas e todos os aminoácidos essenciais.

Frango

O frango tem menos gordura saturada e mais gordura poli-insaturada do que a carne de gado. O cálculo é este: 75 gramas de filé mignon magro grelhado têm 8,5 gramas de gordura e 3,2 gramas de gordura saturada. A mesma quantidade de frango grelhado sem pele contém 3,1 gramas de gordura e menos de um grama de gordura saturada.

A carne clara do frango contém menos gordura que a carne escura. O peito é a parte mais magra do frango. Sempre tire a pele da galinha, você estará eliminando 50% da gordura e boa parte das calorias.

Feijão

O feijão é uma alternativa de baixo teor de gordura, alto teor de proteína e baixo custo. Muitas variedades de feijão reduzem o colesterol por possuírem fibra solúvel, que o elimina já no tubo digestivo.

Feijão também contém Ômega-3. Além disso, tem muito cálcio e ferro. Aparentemente tem o mesmo efeito redutor do colesterol que a aveia, mas também é capaz de aumentar o colesterol bom, o HDL, ao contrário da aveia.

Em algumas pessoas, o feijão pode provocar desconforto gastrointestinal. Os componentes que causam esse desconforto são: estaquiose e rafinose, dois açúcares. Para prevenir os gases, deixe o feijão de molho 24 horas antes de cozinhá-lo e depois descarte a água em que ele estava. Dessa forma, podem-se quebrar alguns desses açúcares.

Fibras

Fibras solúveis, como a pectina e o psilium, encontradas no centeio, no feijão, na ervilha e na maçã, ajudam a controlar a forma como o corpo produz e elimina o colesterol.

Fibras insolúveis, que são abundantes em vegetais, frutas e cereais, ajudam a manter a digestão regular, fazendo com que os alimentos passem rapidamente pelo organismo.

As fibras não são apenas laxantes naturais. Elas têm a propriedade de impedir a reabsorção de bile no intestino, que contém colesterol. Assim, mais colesterol é eliminado pelas fezes. Uma dieta rica em fibras pode reduzir o risco de câncer de cólon, de diabetes e de doenças das coronárias, assim como de derrames cerebrais, por reduzir a absorção de gorduras no aparelho digestivo.

Ingira fibras por meio de alimentos. Aqui estão alguns exemplos de alimentos ricos em fibras:

Alimento	Fibra Total (g)	Fibra solúvel (g)
Ameixa com casca (2 médias)	2,4	1,1
Amoras (3/4 de xícara)	3,7	1,1
Batata cozida (1)	5,0	1,2
Batata-doce cozida (1/2 xícara)	2,7	1,2
Broto de alfafa (1 xícara)	5,0	2,6
Cenoura crua (1)	2,3	1,1
Ervilhas cozidas (1/2 xícara)	4,3	1,3
Espaguete integral cozido (1 xíc.)	5,4	1,2
Espinafre cozido (1/2 xícara)	1,6	0,5
Feijão branco cozido (1/2 xícara)	6,5	2,2
Figo seco (3)	4,6	2,2
Germe de trigo tostado (1/4 xíc.)	5,2	0,8
Granola (1/4 de xícara)	8,6	1,4
Laranja (pequena)	2,9	1,8
Lentilha fervida (1/2 xícara)	5,2	0,6
Maçã com casca (pequena)	2,8	1,0
Passas sem sementes (1/2 xíc.)	1,6	0,8
Pera (pequena)	2,9	1,1

Frutas

As frutas virtualmente não têm gordura e são compostas por fibras solúveis que ajudam a baixar o colesterol. As fibras insolúveis, também presentes nas frutas, reduzem o risco de câncer de cólon e mantêm o intestino funcionando regularmente.

As frutas que contêm altas quantidades de fibras solúveis são a maçã, o morango, a pera, a ameixa e a banana. A maioria das frutas contém a fibra solúvel chamada pectina, uma substância que funciona como um antioxidante natural do colesterol. As frutas ajudam a absorver o colesterol ruim (LDL) que entope as artérias, eliminando-o pelas fezes. A mensagem a ser levada é que o consumo diário de frutas pode diminuir o colesterol ruim (LDL) e aumentar o bom (HDL).

Outra razão pela qual as frutas fazem bem à saúde é o alto teor de vitamina C. As frutas vermelhas, cítricas e o melão são exemplos de frutas ricas em vitamina C.

O governo norte-americano recomenda que a população consuma cinco porções de frutas e/ou verduras por dia. Isso pode parecer muito, mas não é tão difícil de conseguir. Um copo de suco de laranja e meio mamão pequeno consumidos no café da manhã valem como uma porção cada. Portanto, mais uma fruta durante a tarde, como lanche, e um prato de verdura ou salada e uma batata no jantar somam cinco porções no total.

Adicione frutas às suas receitas. Frutas tropicais vão bem com saladas e até mesmo em pratos com frango, peixe ou peru. Seja criativo.

Sucos batidos são outra forma de adquirir os nutrientes da fruta. Mas se você tiver tendência a glicose elevada no sangue, saiba que você ingere no suco muito mais açúcar.

Iogurte

O iogurte por si só não ajuda a diminuir o colesterol total, mas a versão desnatada ou light pode ser uma ótima alternativa para lanches entre refeições, porque tem baixas calorias, baixo teor de gordura e supre as necessidades de cálcio. Um copo de iogurte tem mais cálcio do que um copo de leite, quase a metade da necessidade diária de cálcio, que é de 1.000 mg. Outra vantagem do iogurte é que possui pouca lactose, que é o açúcar do leite, proibido para os que têm intolerância a ela. Verifique se o iogurte que você compra apresenta baixo teor de gorduras e calorias, pois alguns têm 300 calorias ou mais e têm até 11 gramas de gordura! Evite-os.

Leite desnatado

O leite ajuda a prevenir a osteoporose, é rico em proteína, minerais e vitaminas A e D. Para quem tem colesterol elevado, no entanto, ele não ajuda, pois um copo contêm 8 gramas de gordura (melhor já dizer: muita gordura, 33 miligramas de colesterol e 150 calorias). Porém, o leite desnatado tem em média apenas 0,4 gramas de gordura, quatro miligramas de colesterol e 85 calorias. E inclui todos os nutrientes do leite integral, inclusive a quantidade de cálcio.

Maçã

O agente da maçã contra o colesterol alto se chama pectina. É uma substância encontrada em frutas e verduras que funciona como um redutor natural do colesterol. Não é por nada que os ingleses dizem *an apple a day keeps the doctor away* (uma maçã por dia mantém o médico longe). A pectina é uma fibra solúvel que ajuda a eliminar o colesterol. Uma maçã tem em média 1,08 gramas de pectina. As maçãs também contêm flavonoides que inibem o processo de acúmulo do colesterol LDL na corrente sanguínea.

Ovos

Os ovos foram absolvidos. Você sabia? Eles têm componentes benéficos para a saúde, como vitaminas E, B12, folato, riboflavina, fósforo, ferro, e têm menos de dois gramas de gordura saturada. E também são ricos em proteína. Os ovos são uma forma barata e efetiva de consumir proteína. A maior parte da proteína do ovo está localizada na parte branca, a clara, e todo o colesterol está na gema. Em média, a gema de um ovo contém 213mg de colesterol – mais de 2/3 do limite diário de 300mg recomendado pela Associação Americana do Coração (*American Heart Association – AHA*). A AHA diz que adultos saudáveis podem consumir um ovo por dia, mas sugere que os indivíduos com colesterol elevado se limitem a três ovos por semana. Portanto, a regra é moderação, e não eliminação. Há indivíduos que aumentam o seu HDL em até 25% ao ingerir dois ovos por dia, enquanto para outros não há alteração alguma. Não há como saber quem responde desta forma ao consumo de ovos. Se você ingere ovos diariamente, faça a determinação do seu HDL com maior frequência para conhecer sua forma de resposta. Não frite ovos em banha ou na manteiga, faça-o com pouco azeite, em panela de teflon, ou fervido.

Peixe

Peixes de água salgada apresentam baixo índice de gordura saturada e contêm gorduras poli-insaturadas chamadas Ômega-3, muito benéficas para a saúde.

Há mais de trinta estudos feitos com peixe e Ômega-3. Na maioria deles, o Ômega-3 baixou a concentração do colesterol total. Os triglicerídeos também tendem a diminuir com o consumo de peixe. Os peixes não produzem esses ácidos graxos em seu próprio organismo. Eles provêm de alimentos do oceano, como algas-marinhas e vegetação de água fria. Peixes criados em água doce contêm pouco Ômega-3.

Mas o consumo de peixe também traz outros benefícios para a saúde, pois sua carne tem menos gordura saturada do que a carne vermelha e até do que a carne das aves.

Um filé de peixe grelhado do tamanho da palma de sua mão contém em média 89 calorias, 47 miligramas de colesterol e menos de um grama de gordura saturada. Isto é muito pouco.

Estudos com esquimós mostraram que, apesar do alto consumo de gordura em suas dietas, eles têm baixa ocorrência de doença cardíaca. Isso está relacionado com o fato de a gordura ingerida por eles ser proveniente de peixes de água salgada.

Sugere-se ingerir peixes de água salgada duas a três vezes por semana para maximizar os benefícios do Ômega-3. Peixes enlatados, como atum e salmão, possuem os mesmos benefícios que os frescos. Essa é uma forma barata e fácil de consumir

Ômega-3. Para economizar em calorias, prefira o peixe conservado em água em vez do conservado em óleo.

Se for comprar peixe fresco, procure os com escamas limpas e aderidas, olhos brilhantes e transparentes e guelras vermelhas ou rosadas. Quando comprimida, a pele deve voltar ao lugar. O cheiro deve ser suave, e a superfície deve estar umedecida, mas não pegajosa.

Como não há gordura visível no peixe, diferente da carne vermelha, não é possível retirá-la durante o preparo. Mesmo assim, aconselha-se desprezar a parte escura, às vezes localizada sob a pele.

Pimenta-malagueta

A pimenta-malagueta, além do sabor picante e da capacidade de dar vida a qualquer prato, possui vitamina A, que é conhecida por estimular o sistema imunológico e proteger contra o câncer. Ela também apresenta vitamina C, que tem inúmeras qualidades, principalmente como antioxidante.

Um composto da pimenta-malagueta é a capsaicina, que dá o sabor forte a ela e ajuda a diminuir os níveis de triglicerídeos. Também pode reduzir o risco de infarto, por desfazer coágulos na circulação.

Se a sua boca "pegar fogo" após comer um alimento temperado com pimenta-malagueta, não beba água, pois pode espalhar a capsaicina para toda a sua boca. Prefira beber leite ou comer uma colher de iogurte, pois a proteína do leite, chamada caseína, pode ajudar a suavizar as "chamas" provocadas pela capsaicina.

Pipoca

Esse alimento, quando preparado com pouca ou nenhuma gordura, é um lanche saudável cheio de carboidratos complexos e fibras, com baixa caloria. A metade da fibra presente na pipoca é solúvel, o tipo que ajuda a reduzir o colesterol do sangue. Uma porção de pipoca (três xícaras) feita sem gordura contém 81 calorias. A pipoca de micro-ondas é mais saudável que a pipoca feita no óleo. Mas escolha a pipoca light, com baixa gordura e pouco sódio. Portanto, cuidado com as pipocas de cinema. São calóricas e ricas em gordura saturada e sódio.

Queijos

O queijo é uma forma concentrada do leite. Quatro litros de leite são usados para fazer meio quilo de queijo. A maioria dos queijos com altos teores de gordura tem 60% de suas calorias provenientes de gordura. Mas não desista deste alimento tão gostoso, pois a sua versão light e com menos gordura também possui quantidades de cálcio benéficas à saúde. A chave para encontrar queijos mais saudáveis no supermercado é ler os rótulos com os valores nutricionais. Escolha aqueles que têm menos gordura total, menos calorias provenientes de gordura, e com poucas gramas de gordura saturada. No Brasil, dispomos do queijo de minas, com baixo teor de gordura. Deve ser a escolha de quem tem colesterol elevado.

Soja

Esse produto, mais conhecido na medicina alternativa, tem recebido reconhecimento da medicina tradicional nas últimas décadas pela sua riqueza em nutrientes benéficos à saúde. Já existe uma quantidade enorme de produtos industrializados com soja para substituir outros com excesso de gordura saturada ou colesterol. Por exemplo, salsicha de soja, hambúrguer de soja, leite de soja e muitos outros. Em 1999, o FDA (*Food and Drug Administration*, a Anvisa americana) autorizou a inclusão dos benefícios da soja contra a doença coronária nos rótulos desses produtos.

A soja é rica em **isoflavonas**, um tipo de **fitoestrogênio** encontrado predominantemente em legumes e no feijão. Adicionando somente uma pequena quantidade de soja na dieta diária pode-se diminuir o risco de ocorrência de cânceres, aliviar sintomas da menopausa, ativar o sistema imunológico, baixar a pressão arterial e reduzir o colesterol.

Japoneses apresentam os menores índices de doença cardíaca no mundo. Um japonês, em média, consome de cinquenta a oitenta gramas de soja por dia, sendo que em outros países o consumo não passa de cinco gramas por dia. Será este o motivo de existirem cerca de 30 mil japoneses com mais de cem anos de idade?

A importância do consumo de líquidos. Mas que líquidos?

Água

Beba muita água, de seis a oito copos por dia. Beba pelo menos um litro e meio por dia. Claro que se inclui nessa quantia outras bebidas, como chá ou café. Água é a melhor "pílula para prolongar a juventude de sua pele", pois a deixa mais macia e menos sujeita a rugas.

A água é também muito importante para a hidratação da laringe, principalmente de quem canta ou fala muito.

Bebidas alcoólicas

O consumo de bebidas alcoólicas, por si só, não é uma boa aposta para reduzir o risco de doença cardíaca. Os estudos não são tão confirmadores. A decisão de mudar os hábitos alimentares, como diminuir a ingestão de gordura saturada e aumentar a ingestão de fibra solúvel, é uma medida mais segura do que aumentar o consumo de bebidas alcoólicas.

Porém, há forte sugestão de que o consumo moderado de bebidas alcoólicas ajuda a reduzir o risco de doença coronária e a aumentar o nível do colesterol bom, o HDL.

Mas, se você ainda não bebe, não comece agora!

Segundo o Departamento de Agricultura e de Saúde e Serviços Humanos dos Estados Unidos e Canadá, um drinque equivale a 375ml de cerveja, 125ml de vinho e 30ml de destilados com teor de até 80% de álcool. Um drinque por dia é considerado como ingestão moderada de álcool. Ainda não se sabe ao certo por que as bebidas alcoólicas aumentam o HDL, beneficiando a saúde. O Dr. William Castelli, diretor-médico do Instituto Cardiovascular que estudou durante mais de setenta anos a população da cidade de Framingham, concorda que os fatos indicam que a ingestão de "um drinque por dia diminui o risco de ataque cardíaco". Pesquisadores do Centro Médico Kaiser Permanente, de Oakland, Califórnia, estudaram os padrões de consumo de bebidas alcoólicas em 129 mil pessoas. Aquelas que consumiam de um a dois drinques por dia apresentavam 30% menos risco de morrer de doença cardíaca do que aqueles que não consumiam. Mas as pessoas que consumiam seis ou mais drinques por dia corriam 60% mais risco de morte provocada por causas não cardiovasculares quando comparadas com aquelas que não consumiam bebidas alcoólicas. Portanto, existem limites claros para o consumo de bebidas alcoólicas.

O consumo moderado de bebidas alcoólicas também faz com que as plaquetas do sangue se tornem menos aderentes, o que reduz os riscos de formação de coágulos e de ataque cardíaco. As plaquetas são responsáveis pelo início da coagulação do sangue dentro dos vasos, o que termina provocando a obstrução dos mesmos. Diabéticos não devem ingerir bebidas alcoólicas, pois podem ter grandes alterações nos níveis de glicose sanguínea.

Portanto, se você não bebe, não comece. Há outras formas de prevenir doenças cardíacas. Se você bebe moderadamente, prefira o vinho, e apenas um cálice por refeição.

Vinho

A dieta francesa é um bom exemplo de como o vinho pode desempenhar um papel importante na diminuição do risco de doença cardíaca. A dieta tem alto teor de gordura, e a população tem colesterol alto, pressão alta e cultiva o hábito de fumar, mas assim mesmo, naquele país, há menos ocorrência de doença cardíaca do que nos Estados Unidos, por exemplo. É o paradoxo francês, sobre o qual já falamos antes.

Ainda não se sabe ao certo como o vinho beneficia o coração. Mas já se sabe que beber vinho com moderação aumenta os níveis do colesterol bom, o HDL.

Há mais de mil componentes ativos diferentes em uma garrafa de vinho. Eles atuam em conjunto ou isoladamente? Há algum que seja mais poderoso do que os demais? Ainda há um longo caminho a percorrer no estudo do vinho e de sua relação com a redução da doença cardiovascular.

Alguns pesquisadores suspeitam que sejam os antioxidantes, e não o álcool, que fazem com que o vinho tenha efeitos benéficos à saúde. A uva possui um componente em sua casca e nas sementes, chamado **flavonoide**, que é um elemento importante para a redução do colesterol ruim, o LDL. O flavonoide mais conhecido do vinho é o **resveratrol,** encontrado na casca das uvas. Trata-se de um antifúngico natural da casca da uva. A **quercitina** é outro componente conhecido pelos seus benefícios. Um estudo sugere que o resveratrol e a quercitina sejam os ingredientes ativos dessa bebida que reduzem o colesterol LDL e aumentam o HDL.

Suco de uva

De acordo com vários estudos científicos, os benefícios do suco de uva são similares aos do vinho. Porém, falta ao suco de uva a concentração de álcool que existe no vinho na medida certa para produzir benefícios sobre o HDL bom. Aparentemente, é necessário três vezes mais suco de uva em volume para alcançar os benefícios do vinho tinto.

Os 10 mandamentos da alimentação saudável

1. **EVITE GORDURAS.** Elas estão diretamente envolvidas na geração do infarto, hipertensão, derrame, câncer de próstata, cólon e mama.
2. **SAIBA IDENTIFICAR A PRESENÇA DE GORDURA NO ALIMENTO.** Mesmo que você não veja ou não sinta, há a presença de gordura nos embutidos (salsichas, salames etc.), em queijos duros, frituras, derivados do leite integral (sorvetes inclusive), doces e tortas.
3. **COMA MAIS PEIXE.** Nele há proteínas e pouca gordura de um tipo especial chamado Ômega-3, que é benéfica para a saúde.
4. **COMA MAIS FIBRAS.** Grãos em geral, quanto mais naturais melhor, arroz e pães integrais. Frutas são carregadas de fibras, um tipo de carboidrato de digestão lenta, que arrasta consigo pelas fezes o excesso de gordura que ingerimos. São chamados carboidratos complexos em contraposição aos carboidratos simples (açúcar, batata, farinha refinada da pizza), que pouco ou nada servem para o organismo, pois são de digestão rápida.
5. **COMA MENOR QUANTIDADE COM MAIOR FREQUÊNCIA.** Isto faz produzir menos insulina pelo organismo, o hormônio responsável pela absorção do açúcar, principalmente.
6. **COMA MENOS SAL.** Nosso organismo não necessita mais do que quatro gramas de sal por dia (ou seja, o equivalente a cerca de quatro tampas de caneta BIC). O sal em excesso é um dos causadores da hipertensão arterial. Temos mais de 40 milhões de hipertensos no Brasil.

7. **TOME ÁGUA.** Você pode ficar trinta dias sem comer, mas não aguenta mais de três dias sem água. Não há comprovação de que seu organismo necessite de dois litros por dia. Pense na água como um alimento saudável que não engorda, recompõe suas células e faz seu metabolismo funcionar.
8. **COMA MENOS À NOITE.** A sabedoria popular diz que você deve ter um café da manhã de um rei, almoço de um príncipe e jantar de um mendigo.
9. **COMA MAIS FRUTAS E VERDURAS.** Se você não aprendeu na infância, fica mais difícil. Mas corrija seus hábitos alimentares e ensine seus filhos.
10. **DEFINA A QUALIDADE DE SEUS ALIMENTOS, PREOCUPE-SE MENOS COM A QUANTIDADE.** A necessidade diária de alimentos é variável para cada indivíduo. Mas a qualidade é inegociável.

Dicas rápidas para uma alimentação saudável

- Prefira margarinas cremosas vegetais às de tabletes. Quanto mais cremosa, menos gordura trans. Leia os rótulos, evite gorduras trans.
- Se você tem colesterol elevado, coma no máximo três ovos por semana. Evite gorduras visíveis na carne.
- Mesmo se o seu colesterol é normal, evite excessos.
- Prefira saladas mais pigmentadas ou coloridas, pois contêm mais flavonoides e ácido fólico (por exemplo, espinafre, brócolis, cenoura, tomate, repolho roxo).
- Se você tiver tendência à hipertensão, evite o sal. Mesmo se não tiver, uma dieta com pouco sal não irá prejudicá-lo.
- Se você é hipertenso ou não, pode comer no máximo quatro gramas de sal por dia. Isto é o equivalente a cerca

de quatro tampinhas de caneta cheias de sal. Se você não é hipertenso, saiba que você não necessita mais do que essa quantidade diária de sal.

- Evite frituras de qualquer espécie, prefira grelhados.
- Prefira carnes brancas de aves e peixes sem pele.
- Prefira peixes de águas frias: salmão, bacalhau, atum, truta. São peixes de águas quentes: linguado, congro, pescada, garoupa, camarão, lagosta.
- Prefira vinho tinto, um cálice por refeição.
- Use cebola, alho e beringela, pois contêm flavonoides e polifenóis, que baixam o colesterol e elevam o HDL.
- Café não faz subir a pressão arterial, mas pode causar arritmias cardíacas. Se você é tomador de café em grandes quantidades, comece a intercalar com chá. Até quatro xícaras diárias são aceitáveis.
- Coma fibras. Fibras são moléculas químicas que têm a propriedade de fixar-se às gorduras no intestino, sendo então eliminadas pelas fezes. Agem, portanto, sobre o colesterol, reduzindo-o. Facilitam também o trânsito intestinal e reduzem a incidência de tumores do aparelho digestivo, principalmente do cólon. Coma grãos e cereais e prefira os integrais, que têm maior concentração de fibras.
- Use fibra de trigo ou aveia no café da manhã (três colheres de sopa misturadas na salada de frutas ou leite ou iogurte desnatado). É a forma mais simples de ingerir fibras na quantidade que o organismo necessita.
- 25% de nossa ingestão diária de calorias devem vir de gorduras do tipo poli-insaturado (encontrado nos óleos vegetais e peixes de águas profundas) e monoinsaturado (presente também no azeite de oliva e no óleo de canola).
- Mulheres devem tomar pelo menos três porções de leite desnatado por dia para repor o cálcio e evitar a osteoporose.

- Alguns componentes da alimentação reduzem a absorção de cálcio: excesso de sal e de proteína animal, laxantes, diuréticos, cafeína. Coma devagar, aprenda a saborear a refeição, sente-se para comer, em qualquer situação. Não aceite o jogo da pressa: comer de pé ou dentro do carro.
- Coma com amigos, desenvolva conversas leves.
- Não fale de assuntos complicados durante as refeições.
- Não coma tira-gostos de baixo poder nutritivo, ricos em gorduras e calorias entre as refeições.
- Se você tem a tendência a subir sua glicose acima de 115, não espere: evite hidratos de carbono (doces, farináceos, açúcar) e procure seu médico. Você pode estar iniciando um quadro de intolerância à glicose, o início do diabetes.
- Coma tomates ou derivados todos os dias, principalmente se você for homem. O tomate contém licopeno, que reduz a possibilidade de desenvolver o câncer de próstata.

Estou acima do meu peso?

Obesidade, o superfator de risco

A escalada da obesidade no mundo é absolutamente impressionante. Tribos da Indonésia e das ilhas do Pacífico, tradicionalmente magras, estão ganhando peso rapidamente. Há uma mudança na alimentação do mundo. As proteínas mais caras foram sendo substituídas progressivamente por carboidratos simples, baratos e carregados de calorias.

A má notícia é que obesidade rima com diabetes, com hipertensão, com doença cardiovascular, com AVC. No Brasil, em apenas vinte anos migramos de uma população de desnutridos para o sobrepeso generalizado.

Em qualquer lugar do mundo o Índice de Massa Corporal (IMC) é a forma de identificar o padrão físico das pessoas. Magros ou gordos são facilmente classificados em categorias por meio da aplicação da fórmula seguinte:

$$IMC = \frac{PESO}{ALTURA\ ao\ quadrado}$$

Exemplo: Sr. João da Silva

Peso = 78 kg
Altura = 1,70m x 1,70m = 2,89 m²
IMC = 78kg ÷ 2,89 m²
IMC = 26,98 m²

TABELA DO ÍNDICE DE MASSA CORPÓREA

RESULTADOS	SIGNIFICADO
Menor que 20	Abaixo do peso
Entre 20 e 25	Peso normal
Entre 25 e 30	Sobrepeso
Entre 30 e 40	Obesidade
Maior que 40	Obesidade mórbida

Veja que o resultado do IMC do Sr. João da Silva está dentro do grupo de pessoas com sobrepeso.

Se você está acima do peso, não se desespere

- Em primeiro lugar, não sofra. Aceite-se como é, com sua obesidade e sua falta de vontade.
- Peça ajuda profissional. Procure pessoas competentes em quem você confie e que já tiveram sucesso com alguns dos seus amigos. Nutricionistas, médicos, psicólogos, fisicultores.
- Peça o auxílio de familiares e amigos mais próximos que possam alertá-lo quando você precisar.
- Descubra as suas motivações. Vestir roupas que você não usa faz muito tempo, agradar uma certa pessoa, parecer mais elegante, seja qual for, agarre-se à motivação que fizer sua cabeça. Pense em você mesmo. Lembre-se: sua maior motivação deve ser você mesmo e sua saúde.
- Não emagreça **só** pela namorada nova. Se vocês terminarem a relação, você voltará a engordar. Emagreça principalmente por você, por sua saúde, pelo seu bem-estar.
- Fale com amigos que já passaram por isso. Peça informações. Registre o que for importante.
- Fuja da cozinha, mantendo-se ocupado em outras tarefas absorventes.
- Não tenha à mão salgadinhos e tira-gostos quando estiver em frente à televisão ou ao computador.
- Coma mais vezes e em menor quantidade: pode ser de grande ajuda.
- Não faça da sua dieta um inferno para você e os que o cercam.
- Coma sopas não calóricas. Elas dão sensação de plenitude.
- Coma vegetais. Seja criativo em suas saladas.
- Faça exercício. Escolha uma atividade física motivadora, da qual você goste.

- Leve a sério as suas refeições. Coma sentado. Enfeite os pratos. Coma devagar. Mas não exceda a porção proposta.
- Seja um expert em produtos dietéticos ou de baixo poder calórico. Informe-se e substitua alimentos dos quais sente falta, como chocolate, refrigerante etc. por esses produtos.
- Não compre o que for tentador e que, você já sabe, pode perturbar sua dieta. Não tenha alimentos "inimigos" em casa.
- Não leve tudo muito a sério. Ria de seus deslizes e prepare-se para não cair na próxima tentação.
- Não se deprima. Você está só querendo emagrecer.
- Pense antes. Não reaja como um irracional. Antes de comer algo fora do plano dietético, pense nas consequências.
- Estabeleça metas e procure cumpri-las. Seja modesto em suas metas. Cada grama é importante. É a soma deles que faz o resultado final.
- Comemore suas pequenas vitórias, mas não comemore comendo.
- Não seja perfeccionista, seja indulgente consigo próprio.
- Mas, principalmente, concentre-se em seu lado emocional. Você só emagrecerá se estiver bem consigo mesmo.
- Procure estimular sua vida espiritual, seu mundo interior. Só a paz interna lhe fará persistir.

Tipos de dietas e para que servem

Em primeiro lugar devemos definir qual é o objetivo da dieta. É para emagrecer? É para reduzir a glicose? É para reduzir o colesterol? Tudo isso é possível de ser obtido com dietas. Porém, o objetivo principal é introduzir uma alimentação saudável, moderada, sem excessos. Os modismos das dietas são extremamente perigosos. Há loucuras circulando por aí. Não seja o primeiro a adotar uma nova técnica de emagrecimento para não ser o primeiro a abandoná-la por ter lhe causado algum malefício à saúde.

Contando calorias

Claro que para perder peso reduzir a ingestão de calorias continua sendo um bom sistema. Porém, não é fácil escolher os alimentos certos, com baixo poder calórico. Isso exige conhecimento e atenção aos rótulos dos alimentos. Um limite diário de 2 mil calorias é suficiente para a manutenção do organismo. O que ingerimos a mais termina por depositar-se em algum lugar. E, teoricamente, para emagrecer deve-se ingerir menos de 1.400 calorias por dia. Um grama de carboidratos contém quatro calorias. Um grama de proteínas contém quatro calorias. Um grama de gorduras contém nove calorias. Setenta por cento da gordura que ingerimos deposita-se nos lugares que menos desejamos: abdômen, tórax, coxas e nádegas, principalmente.

Calorias podem ser ingeridas por meio de alimentos sem valor nutritivo, por não conter vitaminas, fibras ou minerais. Por exemplo, açúcar e álcool contribuem com um imenso número de calorias, mas quase não têm valor nutricional. Da mesma forma há gorduras que só acrescem calorias e não trazem benefício algum, como, por exemplo, as gorduras saturadas animais.

Importante: cada indivíduo tem sua própria forma de emagrecer. Os componentes mais importantes são a decisão e a vontade.

Dieta de Atkins

Apesar de controversa, a dieta de Atkins baseia-se no princípio de que ingerindo carboidratos aumenta-se excessivamente a produção de insulina, o que provoca a completa absorção dos alimentos. A dieta de Atkins suprime açúcar, álcool, massas, frutas, doces, pães, cereais e grãos como arroz, feijão, ervilha etc. Alimentos permitidos são vegetais, tomate, cebola, queijos, ovos e, principalmente, a carne. A perda de peso é rápida, pois o organismo, na falta de carboidratos, começa a usar as gorduras depositadas. Depois de atingido o peso ideal, a manutenção é feita liberando-se parcialmente os carboidratos. O risco é o retorno progressivo ao peso inicial.

Algumas pessoas apresentam elevação do colesterol durante a dieta, por isso devem ser acompanhadas por um médico.

Obviamente, quem é habituado a doces e outros carboidratos tem mais dificuldade de seguir esta dieta.

Dieta de Ornish

O Dr. Dean Ornish propõe a perda de peso e uma vida saudável reduzindo-se a ingestão de gorduras de todo tipo.

Baseia-se na eliminação quase completa das carnes vermelhas e até brancas, ovos, margarinas e óleos vegetais e manteiga. É uma dieta praticamente vegetariana. Claras de ovos e laticínios com baixo teor de gordura são aceitáveis. É favorável à redução do colesterol, dos triglicerídeos, da pressão arterial. Também facilita o controle do diabetes.

O Dr. Ornish propõe, além da dieta, um programa de vida saudável com exercícios físicos e mecanismos de redução do stress que incluem meditação e mudanças do estilo de vida.

Dieta de South Beach

Usa os critérios de Atkins para os primeiros quinze dias, quando uma diminuição de três a quatro quilos no peso é esperada. Depois evolui em fases, permitindo a introdução progressiva de carboidratos complexos da preferência do paciente.

Faz distinção entre proibir carboidratos simples como o açúcar, a batata e as massas refinadas, como a das pizzas, e permitir os carboidratos complexos existentes nos grãos integrais, nas castanhas, nas farinhas integrais.

Também limita a ingestão de gorduras, ao contrário da dieta de Atkins.

Dieta de Dukan

Associa o conhecimento das três dietas anteriores (Atkins, Ornish e South Beach), distribuindo os alimentos por fases. Também é essencialmente uma dieta de redução de carboidrato e aumento da ingestão de proteínas.

Dieta vegetariana

Baseia-se no corte total de qualquer alimento derivado de animais, seja galinha, porco, carnes vermelhas de boi, peixes, aves etc. Permite a ingestão de grãos, feijão, ervilhas, legumes, frutas, vegetais.

Há dois tipos de vegetarianos:
1. Os estritos (também chamados veganos), que não usam qualquer produto animal.
2. Os moderados (chamados ovolactovegetarianos), que usam laticínios, sorvetes, ovos.

A proteína é fornecida por meio de grãos, nozes ou castanhas, sementes e principalmente tofu, um alimento oriental derivado da soja.

Vegetarianos estritos podem ter falta de alguns aminoácidos essenciais para a vida, o que não ocorre com vegetarianos moderados.

Os vegetarianos apresentam menos incidência de hipertensão arterial, osteoporose, câncer, diabetes, artrites e obesidade.

Também se acredita que possa haver redução das placas de gordura nas artérias (aterosclerose) e menor incidência de infarto devido à baixa do colesterol.

Dieta mediterrânea

Trata-se de uma dieta popular em alguns países da Europa que margeiam o Mediterrâneo (Itália, Grécia, Espanha e França, principalmente), sobre a qual já falamos no início desta parte. Baseia-se na ingestão de peixes, óleos vegetais, massas e pães de trigo de grão duro, grãos integrais, legumes e verduras. Outro componente muito festejado é o vinho. Essa dieta tornou-se popular a partir da observação de que as populações do Mediterrâneo apresentam menor índice de infarto e doenças dos vasos (aterosclerose).

Dieta esquimó

A observação de que os esquimós praticamente não apresentam infarto e outras doenças vasculares causadas pela aterosclerose foi creditada à sua dieta, associada a uma vida com pouco stress. Os esquimós comem basicamente peixes de águas frias, cozidos ou crus, que contêm grande quantidade de Ômega-3, um ácido graxo poli-insaturado. O Ômega-3 existe nas algas marinhas que servem de alimento para esse tipo de peixe.

O Ômega-3 tem sido relacionado com a baixa do colesterol total, o aumento do colesterol bom (HDL) e a redução da obstrução dos vasos sanguíneos por gordura.

Existe a dieta ideal?

Não há uma dieta saudável que seja aplicável a todas as pessoas. Os gostos pessoais devem ser respeitados. Não há dieta de emagrecimento que funcione para todos. Quem gosta de carne e vegetais poderá emagrecer pelo método da dieta da proteína introduzida por Atkins e depois modificada pela dieta de South Beach e dieta de Dukan. Já quem é aficionado por doces e massas provavelmente emagreça melhor com a dieta de Ornish, que se preocupa mais com a eliminação da gordura. É óbvio que reduzindo o consumo de bebidas alcoólicas e sal e aumentando o exercício físico a tarefa de perder peso é facilitada. Em qualquer situação, ouça seu médico ou nutricionista.

Vale lembrar que a perda de peso é o método mais eficaz para reduzir a pressão arterial e controlar o diabetes.

Aprenda a ler rótulos

Diferença entre *diet*, *light* e *zero*:
Diet – São alimentos que não apresentam açúcar em sua composição, mas mesmo assim podem ser calóricos.
Light – São produtos com baixa caloria.
Zero – São produtos sem caloria.

A importância e o significado da palavra "sem":
Sem gordura, sem calorias, sem sódio, sem colesterol ou sem açúcar:
  Sem quer dizer que há muito pouco ou zero dos nutrientes como gordura, gordura saturada, colesterol, sódio ou açúcar.
  Sem caloria – alimentos com menos de cinco calorias por porção.
  Sem gordura – alimentos com menos de meio grama de gordura por porção.

O significado da palavra "baixo"
Baixo teor de gordura significa que são alimentos que podem ser ingeridos diariamente sem passar do limite permitido para um ou mais destes nutrientes: gordura saturada, colesterol, gordura total, sódio e calorias.
  Baixa gordura saturada = 1 grama ou menos por porção.
  Baixo teor de gordura = 3 gramas ou menos por porção.

Baixo colesterol = 20 miligramas ou menos de colesterol e 2 gramas ou menos de gordura saturada por porção.

Baixo sódio = 140 miligramas ou menos por porção.

Baixa caloria = 40 calorias ou menos por porção.

O significado da palavra "magro"

"Magro" descreve o conteúdo de gordura em carnes, aves, frutos do mar, carnes de caça e alguns lacticínios.

Magro: menos de 10 gramas de gordura e 4,5 gramas de gordura saturada e menos de 95 miligramas de colesterol por porção.

Extramagro: menos de 5 gramas de gordura, menos de 2 gramas de gordura saturada e menos de 95 miligramas de colesterol por porção.

ATENÇÃO

O fato de ingerir alimentos que tenham essas características em seus rótulos não quer dizer que você possa ingerir mais quantidade deles. O tamanho das porções também deve ser levado em conta. A escolha de produtos com menos gordura e colesterol irá ajudar a baixar o colesterol total e o LDL. Se você ingerir uma porção maior de alimentos com baixa gordura saturada, você pode estar comendo grande quantidade de gordura saturada na soma final.

EXERCÍCIOS PARA UM CORAÇÃO CAMPEÃO

Coração pode ser treinado?

- O exercício melhora a força de contração do músculo cardíaco, deixando-o mais eficiente.
- A atividade física regular leva a uma diminuição da Frequência Cardíaca (FC) em repouso (bradicardia). A cada batimento, o coração do indivíduo ativo impulsiona mais sangue para as células do corpo. Por isso, sempre ouvimos falar que os atletas têm um menor batimento cardíaco do que as pessoas sedentárias. Seu coração é mais eficiente, pode bater menos e executar o mesmo trabalho.

Benefícios para as artérias

- O exercício aeróbico regular reduz a pressão arterial tanto em atividade quanto em repouso. Quer dizer que as artérias passam a ser mais flexíveis, facilitando a circulação do sangue.
- A atividade física utiliza gordura como fonte de energia, assim, menos gordura é acumulada em nosso corpo. O exercício reduz o colesterol total e aumenta o HDL, que é conhecido como o bom colesterol. Menos gordura é depositada nas paredes das artérias, gerando menos infartos por obstrução das coronárias e menos AVC por obstrução das artérias cerebrais.

Benefícios para os músculos e coluna

- Os exercícios garantem a manutenção de uma boa postura.
- Fortalecem os músculos e as articulações.

- Aumentam a força e a resistência muscular.
- Os indivíduos com a musculatura tonificada têm menos chances de ter lesões no seu dia a dia e na prática de exercícios físicos.
- Quem se exercita tem menos fraturas, menos flacidez no corpo, menor incidência de osteoporose.

Benefícios psicológicos

- Os maiores benefícios do exercício ocorrem surpreendentemente na área psicológica.
- O exercício melhora a autoestima, reduz a incidência de depressão, de vícios, melhora o desempenho sexual, alivia as tensões.
- Ao exercitar-se, você cria um tempo para si mesmo. Tempo para pensar no presente, tempo para sonhar com o futuro e para esquecer os problemas do passado. E para ser mais feliz.

Como fazer exercícios no dia a dia

- Use as escadas em vez do elevador.
- Leve seu cão a passear.
- Faça jardinagem.
- Limpe o carpete.
- Varra o pátio.
- Caminhe até o trabalho.
- Caminhe até o supermercado.
- Alongue-se durante o trabalho. Além de ser uma prática saudável, alongar ajuda a reduzir o stress.

Introduzindo o exercício na vida

- Se você está sedentário, não inicie um novo período de exercícios sem consultar um médico.
- Se você tiver mais de quarenta anos, antes de começar a prática de algum exercício, faça seu check-up anual incluindo um teste ergométrico (eletrocardiograma de esforço).
- Aprenda a contar seu pulso no punho ou no pescoço. (Conte os batimentos em seis segundos e acrescente um zero ao resultado final. Será o número de batimentos por minuto.)
- Durante o exercício, não é aconselhável que seu pulso passe de 120 batimentos por minuto, na dependência de sua idade. Consulte o seu médico.
- O melhor exercício é caminhar, pois não exige parceiros, equipamentos, locais especiais e não há idade-limite.
- Os alongamentos são fundamentais para aliviar as contraturas musculares produzidas pelo stress.
- Mantenha seu peso para facilitar a prática do exercício.
- Após os quarenta anos, procure iniciar ou continuar a prática de um esporte que possa manter até o fim da vida: tênis, golfe, caminhada etc.
- Vista-se adequadamente. Se estiver frio, agasalhe-se. Em temperaturas mais altas, use roupas leves que permitam a liberação de calor pelo corpo.
- Use calçados adequados. Hoje há uma diversidade de tênis para cada finalidade.
- Tome líquidos enquanto se exercita. Leve consigo uma garrafa de água.
- Natação e outros exercícios não promovem impacto, mas têm outras qualidades como flexibilizar músculos e articulações.

Caminhadas

- A caminhada, por ser um exercício de impacto com os pés, promove deposição de sais minerais nas pontas dos ossos mais longos, fortalecendo-os (o fêmur, por exemplo), porque gera um campo magnético semelhante às pontas de um imã.
- Caminhe trinta minutos por dia pelo menos quatro vezes por semana. Caminhe na velocidade de quem está com pressa, que corresponde aproximadamente a cinco quilômetros por hora.
- Horário: de preferência antes do meio-dia ou à tardinha.
- Local: plano, sem acidentes.
- O exercício na esteira movida a motor substitui a caminhada na rua.
- Roupa: solta, confortável, quente no inverno, fresca no verão.

Dicas para uma caminhada saudável e prazerosa

"A caminhada é o melhor remédio do homem." (Hipócrates, 460 a.C.-370 a.C., médico grego.)

1. Escolha um par de tênis confortável para a sua caminhada ou para seu exercício físico. Ele deve ser leve, possuir reforço acolchoado no calcanhar e ter material interno absorvente. O tênis essencial é o flexível na região do peito do pé e com uma sola levemente elevada atrás para acentuar o movimento natural de caminhada.
2. Em climas quentes e úmidos, vista roupas leves. Tente caminhar durante horários de menos calor, como de manhã cedo ou à tardinha, quando a temperatura é mais amena.

3. Em temperaturas frias, lembre-se de se vestir com camadas leves, para que você possa removê-las gradativamente na medida em que o seu corpo se aquece. Em épocas de chuvas e temporais fortes, prefira fazer exercícios em lugares cobertos. Na falta de opção, suba e desça as escadas da sua casa ou edifício. **Cuidado: se você sofre de asma, diabetes, doença cardíaca e outros males, consulte o seu médico antes de fazer exercícios em climas frios.**
4. Caminhe em lugares com vegetação e que sejam de preferência distantes de vias de grande tráfego de automóveis. A poluição diminui a qualidade do ar que é inspirado durante o exercício e pode afetar o nível de oxigênio e aumentar a ingestão de carbono.
5. O local da caminhada deve ser conveniente. Prefira locais perto da sua casa ou do trabalho.
6. Convide alguém para exercitar-se com você. É importante ter uma pessoa para lhe fazer companhia e motivá-lo a criar o hábito diário do exercício. Convide seu parceiro, um amigo, colega de trabalho, ou até o seu cão para lhe acompanhar.

Lembre-se:

A persistência é mais importante do que a intensidade do exercício.

Qual a frequência cardíaca ideal durante o exercício?

- Calcula-se a frequência máxima para a idade por meio da seguinte fórmula:

220 – idade = frequência cardíaca máxima prevista

- De um modo geral, consideramos adequado exercitar-se mantendo a frequência cardíaca em um percentual entre 50% e 80% da frequência cardíaca máxima.

Por exemplo: um indivíduo de cinquenta anos deve ter como frequência máxima:

$$220 - 50 = 170$$

mas deve mantê-la entre 50% a 80% deste valor durante o exercício, portanto, sua frequência cardíaca ideal de exercício será:

de 85 a 136 batimentos por minuto.

- Lembre-se de que o teste ergométrico é a maneira mais correta e mais segura de determinar as frequências para o treinamento.
- Durante o teste, a medida de pressão arterial é um bom indicador da eficiência da medicação em manter a pressão sob controle, caso você já esteja sendo medicado.
- Quem está bem medicado tem, em geral, medidas normais durante todas as fases do teste ergométrico.
- Quando realizamos atividades físicas com hipertensos, estamos buscando controle do peso, das taxas de gordura e açúcar sanguíneo, e a vasodilatação, que ajuda a controlar a pressão arterial.

- É importante não realizar atividade física quando a pressão arterial de **repouso** estiver acima de 160 x 100 mmHg, exceto por orientação médica. Se a pressão não estiver controlada, evite exercitar-se pela manhã, pois há mais adrenalina circulando e pressões mais altas.

Cuidado com as dores. Valorize dores novas.

- Se sentir algum desconforto durante o exercício, pare. Mas atenção! Preguiça não é desconforto.
- Dores musculares podem significar lesões causadas por exercícios inadequados ou em excesso.
- Câimbras podem significar falta de algumas substâncias, como cálcio e potássio. Consulte seu médico.
- Dores e inchaço nas articulações podem significar lesões. Consulte seu médico.
- Respeite as dores que surgirem durante o exercício. Pare e consulte seu médico.
- Cuidado! Lembre-se sempre: se durante o exercício aparecer uma dor em peso ou ardência numa área equivalente a uma mão espalmada sobre o meio do peito que se irradia para o pescoço ou para o braço esquerdo, você pode estar tendo angina ou infarto. Pare e consulte seu médico.
- A dor de angina não muda ao movimento do tórax ou ao levantar braços etc. Se a dor tem relação com o movimento do tronco ou braços, tem mais chance de ser muscular. Se você tiver dúvida, procure uma sala de emergência para esclarecer.

Alongue-se!

- Os alongamentos relaxam a musculatura e melhoram seu desempenho durante o exercício.

- Alongue-se antes e depois do exercício. Alongamentos tornam você mais flexível.
- Quanto mais idade, mais importante fazer alongamentos.
- Alongar-se adequadamente significa não ultrapassar seus próprios limites do conforto.
- Os alongamentos devem ser realizados durante 5-10 minutos antes e após a prática de qualquer exercício físico, sempre de modo lento e progressivo, até o ponto de desconforto leve, sem provocar dores.
- Alongamentos previnem lesões articulares e nas colunas lombar, torácica e cervical, mas para isso devem ser realizados de maneira suave, com calma e sem pressa, senão, pelo contrário, podem provocar lesões nos músculos e articulações.
- Permaneça na posição de alongamento entre vinte e trinta segundos, sem balançar, relaxe por alguns segundos e comece de novo, tentando ganhar um pouco mais de amplitude.
- Faça os exercícios de alongamento dentro do seu limite articular, não exagere nos movimentos.
- Os alongamentos devem ser feitos de maneira estática e contínua, nunca balançando.
- Nunca prenda a respiração: ventile calmamente, buscando maior relaxamento muscular.
- Procure criar o hábito de alongar-se todos os dias, variando as regiões envolvidas.
- Os alongamentos que mostrarei aqui são os mais comuns e mais necessários. Faça-os diariamente ao acordar, antes e depois da caminhada ou da prática de exercício.

Aprenda a alongar-se

Cervical:

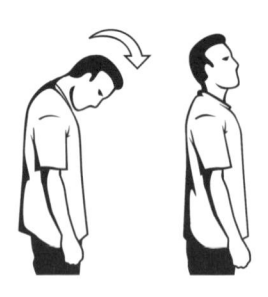

1. Com movimentos e respiração lentos, podemos realizar a flexão e a extensão do pescoço, levando a cabeça para frente e para trás. Em seguida, levaremos a cabeça para o lado esquerdo e direito, como quem faz sinal de afirmativo e negativo com a cabeça. Estes movimentos podem ser repetidos dez vezes.

2. Flexione lateralmente a cabeça para o lado direito e esquerdo alternadamente, quase que encostando a orelha sobre o ombro.

3. Para finalizar este grupamento, faça movimentos circulares igualmente lentos com o pescoço, alternando os sentidos horário e anti-horário.

Braços, punhos e mãos

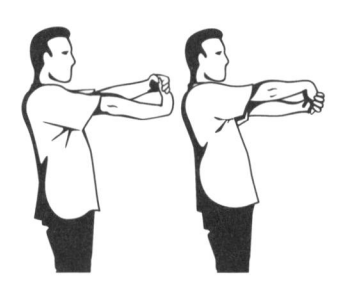

1. Com os braços estendidos à frente do peito, abra e feche os dedos das duas mãos para ativar a circulação dos membros superiores.

2. Estenda o braço e puxe a mão em sua direção. Repita duas vezes com cada braço, ora com a mão dobrada para baixo, ora para cima.

Ombros, costas e tronco

1. Com ritmo lento e constante, devemos encolher os ombros como se fôssemos aproximá-los das orelhas.
2. Movimentação circular simultânea dos ombros para frente e para trás.
3. Colocar uma das mãos nas costas por cima da cabeça e com a outra segurar o cotovelo. Repetir com o outro braço.
4. Estender os braços para cima e para trás com os dedos entrelaçados e as palmas das mãos para o alto.
5. Flexionar o tronco para frente, levando a cabeça em direção aos joelhos e as mãos aos pés. Repetir esse movimento ao menos três vezes de modo lento e permanecer por até trinta segundos.

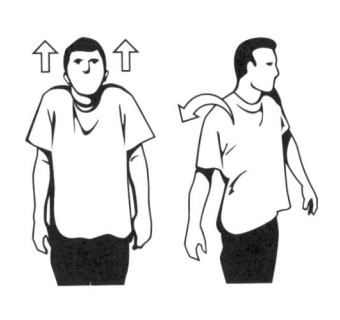

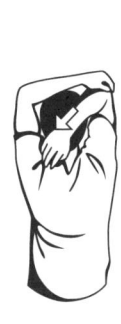

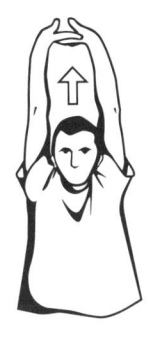

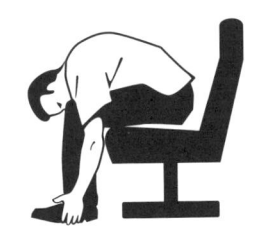

Membros inferiores (coxas, pernas, tornozelos e pés)

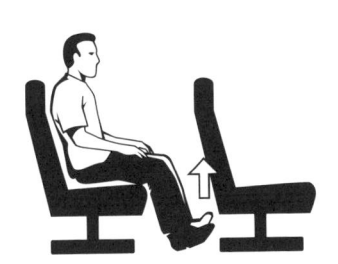

1. Apoiar os pés embaixo do assento da poltrona da frente. Realizar a contração dos músculos durante alguns segundos, empurrando o assento para cima. Pode ser realizado simultaneamente ou com alternância das pernas e coxas. Este

exercício pode ser feito em ônibus ou avião.

2. Realizar a flexão dorsal do pé, ou seja, direcionar o peito do pé para cima, alongando os músculos posteriores da perna. Em seguida fazer o movimento contrário, flexionando a planta do pé, contraindo os músculos (batata) da perna.

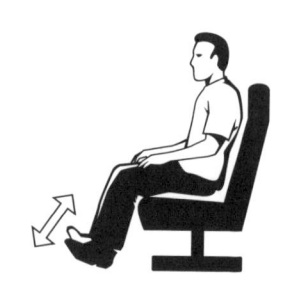

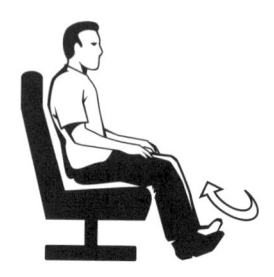

3. Movimentar as articulações dos tornozelos, fazendo movimentos circulares nos sentidos horário e anti-horário.

Alongando as pernas

Colocar uma perna à frente da outra, apoiar os braços, por exemplo, na porta do banheiro e projetar o peso do tronco contra a superfície escolhida. Lembre-se que o que está sendo alongado é a musculatura posterior da coxa. Logo, mantenha sempre o calcanhar da perna de trás encostado no solo.

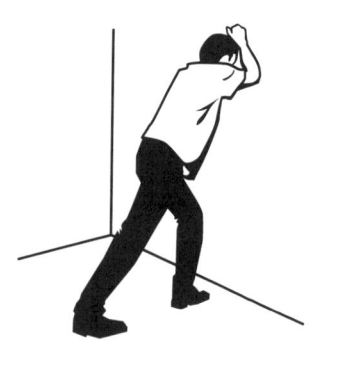

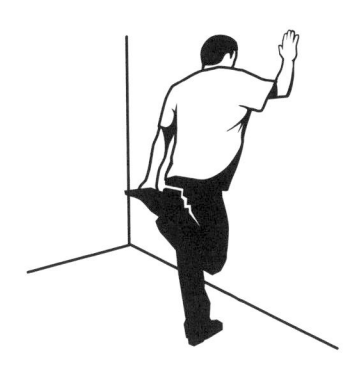

Musculatura anterior da coxa

Apoiar uma das mãos sobre o encosto de uma poltrona ou em uma porta. Flexionar uma das pernas para trás até que a outra mão possa segurar o pé. Após trinta segundos, trocar a perna.

Musculatura posterior da coxa e lombar

Basta flexionar o tronco para frente com os joelhos em semiflexão. Não esqueça de deixar a cabeça relaxada, solta para baixo.

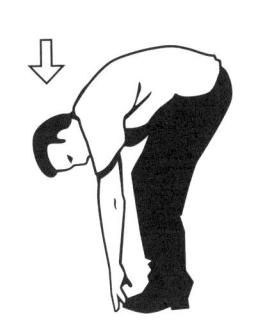

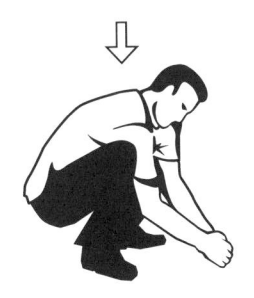

Costas e glúteos

Ficar em posição de cócoras, se possível com os calcanhares no chão. Repetir três vezes a posição e permanecer o tempo que for possível, sem ultrapassar os trinta segundos preconizados para todos os exercícios.

Musculatura do peito e anterior do ombro

No desenho estamos utilizando os dois braços, que seguram as laterais no vão de uma porta. Se não conseguir, use um braço por vez, respeitando o seu limite articular.

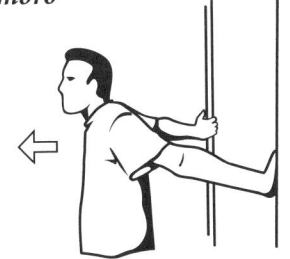

Musculação em todas as idades

- Musculação é o conjunto de exercícios que visam o aumento da massa muscular por meio dos treinamentos com pesos.
- Com o passar da idade, perdemos massa muscular e, em consequência, a força e a flexibilidade diminuem. Por isso temos mais dificuldade para agachar e levantar, subir e descer escadas, tomar banho e nos vestir.
- O treinamento com pesos é a maneira mais eficiente para aumentar a força muscular, a densidade óssea e a flexibilidade.
- Isto ocorre por aumento das proteínas no músculo, aumento da deposição de cálcio nos ossos e aumento do tecido elástico muscular.
- A musculação melhora também o preparo físico para as caminhadas e outras atividades.
- Você pode fazer musculação utilizando objetos e utensílios domésticos. Não é imprescindível dispor de uma academia com aparelhos essenciais.
- Use sacos de feijão de um, dois, três quilos como peso para exercitar os músculos.
- Estude os vários tipos de exercícios de musculação e passe a executá-los dentro de suas possibilidades.

Esportes que você pode praticar por toda a vida

- Caminhada
- Tênis
- Natação
- Golfe
- Ciclismo (no plano)
- Musculação

Como classificamos os tipos de atividades físicas?

As atividades físicas podem ser divididas de acordo com o tipo de potência desenvolvida em: **aeróbicas, anaeróbicas, mistas** e de **flexibilidade**.

Exercícios aeróbicos ou cardiovasculares

- Servem para melhorar a função do coração e do pulmão, queimar calorias, baixar a pressão arterial, o colesterol e o nível de stress.
- Estes tipos de atividades costumam ser mais lentos, mais rítmicos, de intensidade moderada e de longa duração e, por isso mesmo, mais adequados ao treinamento de indivíduos sedentários.
- A partir de trinta minutos de prática, este tipo de exercício começa a consumir gordura corporal para utilizar como energia. É o exercício para quem quer emagrecer.
- Evidentemente, são gastas calorias desde o primeiro movimento produzido pelo corpo; entretanto, até trinta minutos as fontes energéticas utilizadas são as existentes no próprio sangue ou nos músculos.
- Começa-se consumindo os depósitos de glicogênio armazenados nos músculos, passando depois para a glicose circulante, a glicose hepática, para finalmente serem consumidas as gorduras.
- Só em último lugar e quando o processo de consumo já estiver muito intenso é que se inicia a utilização de proteínas.
- **Exemplos de exercícios aeróbicos:** cicloergômetro (bicicleta), esteira ergométrica, caminhada, ciclismo, natação, corrida de resistência, hidroginástica, subir escadas, dançar, limpar o jardim, varrer etc. Praticados em uma potência equivalente à desenvolvida pelo motor de popa de um barco que tem baixa rotação e longa duração.

Exercícios anaeróbicos

- São indicados para desenvolver condicionamento e força muscular.
- São movimentos na maioria das vezes de explosão. Têm como características muita intensidade e curta duração.
- **Exemplo de exercícios anaeróbicos:** um chute em uma bola de futebol, uma cortada no vôlei, uma corrida de 100m, um salto ou uma série de dez, vinte ou trinta repetições de um exercício de musculação. Outros exemplos são levantamento de pesos, abdominais, flexões ao solo, exercícios de barra. A prática deste tipo de exercício é o equivalente à potência desenvolvida pelo motor de Fórmula 1, que tem grande rotação e curta duração.

Exercícios de potência mista

- São aqueles em que ambas as potências são solicitadas.
- **Exemplo:** ao jogar uma partida de futebol, vôlei ou basquete, utilizamos ambas as potências. Corremos com toda velocidade por uns instantes e depois nos deslocamos com intensidades menores.

Exercícios de flexibilidade

- Servem para aumentar a mobilidade corporal, a flexibilidade de articulações e músculos, promover o relaxamento muscular e reduzir o stress. São exercícios aeróbios ou anaeróbios que aumentam a amplitude articular, facilitando a perfusão sanguínea dos tecidos.
- São os melhores exemplos os exercícios de alongamento e a ioga.

Tipo de atividade e calorias queimadas em média por hora	
Boliche	175
Caminhada com pressa	300
Cavalgada a trote	430
Dança	300
Esqui aquático	465
Esqui na neve (cross country)	580
Esqui na neve (morro abaixo)	400
Frescobol	630
Futebol	570
Golfe (carregando tacos)	375
Natação (crawl)	540
Patinação em linha	400
Pesca com carretilha	195
Scuba diving	580
Squash	660
Tênis de mesa (pingue-pongue)	300
Tênis (dupla)	270
Tênis (simples)	435
Voleibol	340

- Pesquisadores afirmam que períodos mais curtos de exercícios produzem resultados melhores. Assim, melhor do que caminhar três vezes por semana durante uma hora é caminhar todos os dias trinta minutos.
- **Importante**: Lembre-se que o teste ergométrico é a maneira mais correta e mais segura de determinar as frequências ideais para treinamento durante o exercício. **Atenção:**

Pessoas com idade avançada, obesos, diabéticos, hipertensos não controlados ou portadores de outras doenças do coração devem aguardar os resultados de sua avaliação médica antes de iniciar os exercícios.

- As pessoas sem problemas de saúde já podem dar início às atividades de caminhada ou corrida antes de realizar seu teste ergométrico.

Benefícios do Pilates

Mr. Joseph Pilates foi prisioneiro de um campo de concentração durante a guerra e de forma inteligente decidiu que o exercício seria um dos apoios para sobreviver. Utilizando molas de camas, criou uma aparelhagem especial para facilitar seus exercícios: a cama do Pilates. Depois, imigrado para os Estados Unidos, se estabeleceu em Nova York, criando uma academia ao lado do New York City Ballet. Dançarinos iam se exercitar e buscar mais mobilidade e flexibilidade corporal, principalmente do tronco. Por isso as técnicas clássicas de Pilates são extremamente úteis para o alongamento de tronco, braços e pernas. Hoje as técnicas se sofisticaram, mas visam principalmente ao alongamento, o que é extremamente útil e necessário em todas as idades. Infelizmente, Mr. Pilates, em idade avançada e extremamente saudável, sucumbiu pela ingestão de fumaça tóxica no incêndio do New York City Ballet. Portanto, para viver muito, sorte também é um componente importante.

Queimando calorias durante suas atividades diárias

Tipo de atividade	Calorias por hora
DENTRO DE CASA	
Arrumando camas	135
Esfregando o chão	400
Fazendo compras no supermercado	175
Lavando pratos	120
Lavando vidraças	250
Passando roupas a ferro	120
Pintando paredes	135
FORA DE CASA	
Cortando grama (sem motor)	400
Fazendo jardinagem (cavando)	460
Fazendo jardinagem (plantando)	300
Limpando o jardim	400
Lavando/polindo o carro	225
Podando árvores	475

MANUAL DE MANUTENÇÃO PREVENTIVA PARA DIABÉTICOS E PARA QUEM QUER EVITAR O DIABETES

Alimentação

Açúcar

- O uso de açúcar refinado é recente na história da humanidade. A intolerância à glicose torna-se cada vez mais frequente. **Evitar o açúcar é uma medida saudável.** Tente acostumar-se a tomar café sem açúcar. Leia rótulos. Se o açúcar aparece como um componente, é porque a quantidade não deve ser pouca. Uma simples lata de refrigerante contém seis colheres de chá de açúcar.

- Observe a quantidade de açúcar existente nos cereais ingeridos no café da manhã. Muitos são carregados de açúcar. Prefira fibras naturais que contenham carboidratos mais complexos e pouco açúcar.

- Escolha com cuidado o adoçante artificial. Prefira os adoçantes artificiais mais próximos do açúcar natural que, no entanto, não contenham seus componentes maléficos. Provavelmente sucralose e estévia sejam os melhores. O uso de adoçantes artificiais não é tão inofensivo quanto parece. Fale com seu médico. Aparentemente sucralose é o mais natural deles, porque se constitui da mesma molécula da glicose, sem, no entanto, conter a parte da molécula que eleva a glicose no sangue. O combate à obesidade é também o combate ao diabetes.

Dicas para o diabético

- A alimentação deve ser feita em horários regulares, com quantidade (quatro a seis refeições por dia é o ideal) e qualidade adequadas.
- O diabético do tipo 1 não deve ficar mais de três horas sem comer ou beber. Barrinhas de cereais são muito práticas.
- As dietas do diabético devem obedecer a orientação profissional, além de serem personalizadas, levando em conta as necessidades individuais.
- **Sal:** Deve ser usado com muita moderação devido ao risco de hipertensão. O diabético precisa estar atento para os alimentos industrializados, principalmente os embutidos (salames etc.), pois estes, geralmente, contêm muito sal. Para que o paciente tenha noção do quanto está ingerindo, é importante saber que um grama de sal corresponde a cerca de uma colher de cafezinho ou a uma tampa de caneta BIC. O excesso de sódio pode, em algumas pessoas, contribuir para a elevação da pressão arterial. Três a quatro gramas por dia são suficientes.
- **Gorduras e doces:** Devem ser normalmente evitados. Seu consumo deve obedecer a orientação profissional. É sempre melhor optar por doces **diet** e laticínios desnatados. Hoje a oferta desses produtos para diabéticos em supermercados é imensa.
- **Refrigerantes, bebidas alcoólicas, sorvetes, doces não dietéticos etc.:** Os refrigerantes, cervejas e chopes devem ser substituídos por líquidos não calóricos, como água mineral, chás gelados, mates, sucos e refrigerantes diet ou zero. Doces como chocolates, sorvetes e geleias só devem ser consumidos sob orientação médica. O ideal é que sejam sempre evitados.

- **Produtos dietéticos:** Não devem ser consumidos livremente, já que têm calorias. O importante é não confundir **diet** com **light**. Deve-se ler atentamente o rótulo dos produtos dietéticos antes de consumi-los.

- **Adoçantes artificiais:** Os diabéticos devem optar pelos adoçantes à base de aspartame, sacarina, ciclamatos, estévia, sucralose e acesulfame k. Vale lembrar que o aspartame perde o poder de adoçar se for ao fogo. Os adoçantes artificiais calóricos, como o sorbitol e a frutose, podem ser usados com moderação. Muitos deles contêm calorias. Observe o rótulo.

> *Afinal, qual é a diferença entre diet e light?*
> *Relembrando:*
>
> **Diet** – São alimentos que não apresentam açúcar em sua composição. Mesmo que alguns deles tenham altos valores calóricos, estes são os mais recomendados para os diabéticos.
>
> **Light** – São produtos com redução calórica. Somente os produtos light que não contenham açúcar podem ser consumidos pelos diabéticos.

Saiba mais sobre os adoçantes:

- NATURAIS: **estévia, sacarose, frutose e sorbitol.**

    Frutose: é encontrada nas frutas e no mel. Transforma-se em glicose no organismo, portanto não é recomendada para diabéticos.
    Estévia: pode ser associada a outros adoçantes e adoça trezentas vezes mais do que o açúcar.
    Sacarose: substância extraída da cana-de-açúcar.
    Sorbitol: substância presente em algumas frutas. Também pode ser obtida industrialmente do açúcar do milho.

- **Artificiais: aspartame, acesulfame k, ciclamato, sacarina e sucralose.**
  Acesulfame k: sal de potássio não metabolizado pelo organismo. Adoça duzentas vezes mais do que a sacarose.
  Aspartame: tem o poder adoçante duzentas vezes maior do que a sacarose. Contém fenilalanina. Cada grama possui quatro calorias.
  Ciclamato: é quarenta vezes mais doce do que o açúcar. É uma substância não calórica descoberta em 1937. Em 1970 foi proibida sob suspeita de causar câncer. A Federal Food and Drug Administration reconheceu o equívoco em 1989.
  Sacarina: adoça de trezentas a setecentas vezes mais do que a sacarose. Tem gosto residual que pode ser reduzido quando combinado a outros adoçantes.
  Sucralose: criada a partir do açúcar. Não tem gosto residual, mas recentemente surgiram dúvidas de que suporte altas temperaturas.

Dicas para o diabético sobre a ingestão de gordura

- Prefira peixes.
- Retire toda a gordura da carne de gado e a pele das carnes de ave.
- Substitua as frituras por assados e cozidos.
- Troque os molhos de maionese e creme de leite por iogurte desnatado e vinagrete.
- Use óleo. Nunca use banha.
- Troque o leite integral pelo desnatado ou semidesnatado.
- Use margarina light ou halvarinas no lugar de manteiga.
- Substitua os queijos gordurosos pelos brancos, tipo minas.

Dicas para diabéticos antes e durante a prática de exercícios

- Cheque a sua glicose sanguínea antes do exercício. Se a glicose estiver menos do que 100 mg/dl, coma pelo menos 15 gramas de carboidratos (uma barrinha de cereal). Só se exercite se a glicemia estiver acima de 100 mg/dl.
- Não se exercite se a glicemia estiver acima de 300 mg/dl.
- Não faça exercícios em jejum.
- Leve consigo balas açucaradas para tratar a hipoglicemia, se ela ocorrer.
- Pare o exercício imediatamente se tiver tontura.
- Proteja seus pés com calçados macios.
- Observe cuidadosamente seus pés antes e após exercitar-se, à procura de alguma lesão.
- Tome líquidos antes, durante e após o exercício.
- Todas as precauções com o exercício devem também ser tomadas antes das relações sexuais.
- Se a sessão de exercícios se prolongar por mais de uma hora, é recomendado um intervalo para fazer um lanche leve (quatro bolachas salgadas, uma fruta ou um copo de leite ou suco).
- Exercite-se somente de duas a três horas após uma refeição.
- Meça sua pressão arterial durante o exercício.
- Não tenha medo. Prepare-se com cuidado e depois pratique seus exercícios com segurança.

Que tipo de exercícios é mais indicado?

Dê preferência sempre a exercícios aeróbicos.

Evite esportes que possam causar lesões de pele ou musculares, principalmente nos pés. Caminhar é o melhor exercício, pois não exige time, parceria, equipamentos, a não ser um bom par de tênis com absorção de impacto. Mas correr não é proibido. Depende de sua condição física e de sua glicose no sangue.

Evite correr sobre o concreto. Prefira terra ou solo macio. A esteira faz efeito semelhante, mas são preferíveis as que têm proteção contra o impacto.

MANUAL DE MANUTENÇÃO PREVENTIVA DOS HIPERTENSOS

Você sabia que pode mudar suas chances de ser hipertenso?
Você sabia que pode reduzir o risco da doença se já for hipertenso?

Alguns fatos

No Brasil existem cerca de 40 milhões de hipertensos, e um terço deles nem sabe da existência da doença. Por isso a hipertensão é considerada o inimigo silencioso. Somente metade dos hipertensos faz tratamento regularmente. Somente 30% controla com sucesso sua hipertensão. Os demais se dividem entre os que tomam medicação irregularmente ou simplesmente não se tratam ou nem sabem que são hipertensos.

> **Meça a pressão de toda a sua família periodicamente. Evite surpresas.**
>
> **Após os cinquenta anos, os cuidados devem ser intensificados, pois aumentam as chances do aparecimento da hipertensão.**

A DIETA DO HIPERTENSO

A dieta do hipertenso deve respeitar quatro regras básicas:

1. Limitar o sal
2. Limitar a ingestão de álcool
3. Reduzir o peso (se necessário)
4. Usar livremente fibras e reduzir gorduras animais

Controle o sal, o grande bandido

O sal pode ser deletério para a sua saúde. O sal refinado é de uso recente na história da humanidade. Os mais de 40 milhões de hipertensos existentes no Brasil talvez fossem muito menos se o uso do sal refinado fosse mais restrito.

Os hipertensos sentem menos o gosto de sal e por isso salgam mais a comida. O hipertenso também tem maior dificuldade de eliminar o sal do seu corpo. O sal retém líquido no corpo, aumentando o volume de sangue circulante e, por consequência, aumentando a pressão arterial.

> Você não precisa ingerir mais do que quatro gramas de sal por dia. A medida mais prática é feita com uma tampa de caneta BIC, que, quando cheia, pode conter um grama de sal. A média ingerida por dia em alguns estados brasileiros, Rio Grande do Sul, por exemplo, é de mais de quinze gramas.

Dieta pobre em sódio ou sal de cozinha reduz hipertensão. O sal não só participa do processo de endurecimento das artérias como também contribui para o aparecimento da hipertensão arterial. Ele só serve para dar gosto aos alimentos.

Tente cozinhar sem sal. Você pode ter a surpresa de ver que ele não é tão importante e pode ser substituído por outros temperos; pimenta, por exemplo.

Tire o saleiro de sua mesa. O hábito do sal é adquirido na infância. Por isso evite transmiti-lo aos seus filhos e netos. **Não permita que crianças aprendam seus maus hábitos. Elas tenderão a imitá-lo.**

Reduzir o sal é um processo de conversão. Depois de algum tempo você achará insuportavelmente salgada a comida do seu restaurante preferido.

Leia rótulos
- Rótulos são feitos para serem lidos.
- Sempre que você encontrar sódio em algum rótulo, você sabe que há sal no produto.
- Exemplos: bicarbonato de sódio, benzoato de sódio, cloreto de sódio, hidróxido de sódio, nitrito de sódio etc.
- Fermento também contém sódio.
- O nome do bandido é **sódio**.

Substitutos do sal
- Sal grosso e sal marinho são tipos diferentes de sal. Sua fórmula é a mesma do sal de cozinha: cloreto de sódio. Devem ser evitados por hipertensos.
- A maioria dos substitutos de sal encontrados em farmácias e supermercados contém uma quantidade variável de cloreto de sódio (o sal de cozinha) complementada por cloreto de potássio. Investigue quais são os que têm a menor quantidade. O gosto destes produtos é dado pelo cloreto de potássio, que não tem os efeitos maléficos do sal sobre organismo.
- Quem tem problema renal ou toma diurético poupador de potássio (amilorida) não deve usar estes produtos.
- O cloreto de potássio tem gosto mais amargo, mas pode passar despercebido se usado no preparo da comida.

Há outros bons substitutos do sal
Nas saladas: vinagres, limão.
Nos molhos: pimenta ou páprica picante.
Nos grelhados: pimenta caiena em pó, páprica picante.

TIRE O SALEIRO DA MESA, ACOSTUME SEUS FILHOS A NÃO ADICIONAREM SAL À COMIDA

O sal não se esconde só no saleiro

Há inúmeros alimentos ricos em sal. Muitos deles nem parecem tão salgados. Pão, por exemplo. Conservas, enlatados etc. usam o sal como meio de conservação. Biscoitos doces e salgados contêm boa quantidade de sal. Salgadinhos em pacote, como o próprio nome diz, contêm quantidades absurdas de sal. Devem ser banidos pelos hipertensos e pelos que não querem se tornar um hipertenso. Todos os alimentos processados e pré-prontos, como molhos, sopas, massas, mistura para bolos, sobremesas e congelados, contêm quantidades variáveis de sal, difíceis de serem quantificadas. As sopas em pacotinhos são riquíssimas em sal.

Carnes e peixes defumados utilizam sal no processo de defumação. Todos os embutidos são ricos em sal: salsichas, salames, copas, linguiças etc. Presunto cru ou cozido e fiambres de modo geral são conservados em sal.

São raros os queijos com baixo conteúdo de sal. O hipertenso deve fazer um trabalho de garimpagem no supermercado procurando queijos pobres em gordura e sal.

O inocente molho de soja (shoyu) é rico em sal. Assim também o ketchup, a mostarda e os picles.

Vá devagar com as comidas rápidas, os populares fast-food. Geralmente têm alto conteúdo de sal (ou são ricos em gordura saturada ou trans devido às frituras, como é o caso das batatas fritas). Um único hambúrguer contém 890mg de sal, quase 30% de todo o sal que necessitamos em um dia.

Benefícios das fibras na alimentação do hipertenso

As fibras são saudáveis na alimentação porque, além de facilitarem o trânsito intestinal, reduzem o colesterol e as consequentes complicações da hipertensão. Uma dieta rica em fibras reduz o risco de doença cardíaca e de alguns cânceres. Frutas, vegetais e grãos contêm fibras. Prefira grãos integrais, pois contêm mais fibras. Arroz integral, farinha integral, massa de sêmola de grão duro, pão integral são exemplos de alimentos ricos em fibras. O uso intenso de amidos desprovidos de fibras, como arroz branco, farinha refinada, pão branco, açúcar, batata, parece ser um fator desencadeante do diabetes, pois são alimentos que provocam ascensão rápida da glicose no sangue e intolerância à glicose. Diabetes e hipertensão são sempre uma má notícia quando associados.

E a bebida, faz diferença?

Certamente faz. Quanto mais você bebe, mais aumenta a sua pressão. Em homens, o consumo diário de mais de 30 ml de etanol (álcool etílico) por dia favorece o aparecimento da hipertensão.

Em mulheres, a metade desta quantidade já é suficiente. Por isso se diz que o primeiro copo relaxa, o segundo contrai e o terceiro tensiona.

Mais de quatro drinques ingeridos por dia podem levar a hipertensão, derrames cerebrais, cirrose hepática e alcoolismo crônico, com todas as consequências conhecidas sobre a qualidade de vida.

OS LIMITES DIÁRIOS DE CONSUMO DE ÁLCOOL SÃO OS SEGUINTES:

240ml de vinho (uma taça por refeição)
568ml de cerveja (duas garrafas de long neck)
60ml de destilados (duas doses)

No entanto os especialistas em alcoolismo afirmam que o vinho é mais saudável porque raramente leva aos problemas clássicos de desagregação social típicos do álcool. A concentração de álcool etílico nos limites acima não supera os 30ml de consumo diário a partir dos quais a hipertensão é deflagrada.

Os destilados devem ser deixados como última opção devido à grande diferença de graduação alcoólica em relação ao vinho. Além de tudo, o vinho contém flavonoides (quercitina e resveratrol, principalmente) que têm ação benéfica sobre os vasos quando ingerido moderadamente.

O vinho tinto e também o suco de uva promovem uma redução do colesterol total, do colesterol ruim (LDL), da coagulabilidade do sangue dentro dos vasos e um aumento do colesterol bom (HDL). Na dose de um cálice por refeição, o vinho tinto pode reduzir o risco de infarto e derrame cerebral. Nestas doses a tendência da pressão é manter-se baixa.

O vinho branco contém menor quantidade de flavonoides e sua ação benéfica é mais discreta.

Benefícios do potássio no controle da hipertensão

Para se manter a pressão arterial baixa é recomendável comer frutas e verduras, as quais contêm grandes quantidades de potássio. Quem ingere frutas e vegetais em quantidade tem índices mais baixos de pressão. Isto se deve aparentemente ao potássio contido nestes alimentos. As pessoas que comem muito sal têm a tendência a ingerir menos frutas e verduras, contribuindo assim com o aumento da pressão.

Benefícios do exercício

O exercício físico orientado é um coadjuvante no tratamento e no controle da hipertensão e não causa qualquer efeito colateral. Pelo contrário, traz grandes benefícios:

- Ajuda a controlar o peso, a pressão arterial e as taxas de gordura e açúcar no sangue.

- Exercício diário reduz o stress.
- Diminui o colesterol total e aumenta o HDL, conhecido como o bom colesterol.
- Menos gordura é depositada nas paredes das artérias. Elas ficam por isso mais flexíveis, facilitando a circulação do sangue e baixando a pressão arterial.
- O exercício ajuda a baixar a pressão arterial porque provoca também dilatação dos vasos dos músculos, reduzindo sua resistência à passagem do sangue.
- O exercício retarda a formação de placas de gordura nas artérias, reduzindo a incidência de infarto e derrame cerebral.
- O exercício retarda os efeitos da aterosclerose, a maior epidemia de todos os tempos, com 1,2 milhão de mortes anuais nos Estados Unidos e 600 mil aqui no Brasil.

Tipos de exercícios

Os exercícios mais indicados são os **aeróbicos**, isto é, aqueles de longa duração e intensidade moderada. Exemplos de exercícios aeróbicos: caminhada, natação, ciclismo, hidroginástica, dança, ioga e Tai-chi-chuan, alongamentos etc. São equivalentes ao motor de popa de um barco, que tem baixa rotação e longa duração. Os exercícios aeróbicos envolvem grandes massas musculares, sem provocar grandes alterações na pressão arterial.

Exercícios **anaeróbicos** não são indicados para hipertensos, pois têm como característica muita intensidade e curta duração, servindo para desenvolver condicionamento físico e massa muscular. Os exemplos mais comuns são o futebol, as corridas de 100 metros, os abdominais, as flexões ao solo etc. São o equivalente ao motor de Fórmula 1, que desenvolve alta rotação, mas tem curta duração. Estes exercícios tendem a aumentar a pressão quando o esforço máximo é exigido. Já os exercícios de musculação, com ou sem o uso de aparelhos, devem ser realizados sob orientação de seu médico e seu professor de educação física. Exercícios com muito peso e poucas repetições podem ser perigosos para indivíduos hipertensos.

Medindo a pressão arterial

Não há nada mais fácil do que medir a pressão arterial. Mesmo assim, muita gente passa a vida sem medi-la. Não existe idade para a primeira medida. Até crianças devem conhecer sua pressão. Há dois exageros indesejáveis: medir a pressão demais ou não medir nunca. O diagnóstico de hipertensão arterial exige medidas repetidas, na tentativa de confirmar que a pressão esteja realmente alta, em que horários e em que níveis. Medir a pressão exige equipamento adequado e alguma técnica. É fácil, mas é preciso organizar-se para medi-la corretamente.

Equipamentos

Aparelhos para medir a pressão vêm se tornando muito populares, podendo ser comprados em farmácias, lojas de utilidades etc.

São constituídos de dois componentes igualmente importantes: a braçadeira expansível, que é enrolada no braço e inflada através de uma pera, apertando o braço até interromper o fluxo de sangue pela artéria da dobra do cotovelo (artéria braquial). Um marcador ou relógio permite determinar a leitura da pressão. Há braçadeiras de diferentes tamanhos: para adultos, para crianças e para obesos.

O outro componente é um sensor de ruído colocado sobre a região da artéria da dobra do cotovelo. Enfermeiras e médicos usam o estetoscópio para isso.

Aparelhos digitais a bateria incorporam os dois componentes em um só. O sensor é eletrônico e, além de detectar o ruído do sangue iniciando sua passagem pela artéria, determina no visor qual é a pressão no momento (pressão sistólica). Também marca o ponto em que os ruídos deixam de ser ouvidos (pressão diastólica).

O problema com os aparelhos eletrônicos é que nem sempre são precisos. Eles devem ser aferidos e comparados com o do seu médico na próxima consulta.

Posição do corpo para a medida da pressão

O médico geralmente interessa-se por saber a pressão com o paciente sentado, deitado e de pé. Há pequenas variações entre uma posição e outra, com a tendência de a leitura mais baixa ser a de pé. Comumente prefere-se medir a pressão com o paciente sentado. Uma posição, no entanto, é inegociável: o braço deve ficar sempre na altura do coração, com o cotovelo levemente dobrado. A pressão pode aumentar um pouco se o braço ficar abaixo do nível do coração, e reduzir, se ele é elevado.

Nas primeiras vezes é bom medir a pressão nos dois braços. Há pequenas diferenças. Depois é melhor usar sempre o mesmo braço, geralmente o direito, que é o usado pelo médico. Se há grande diferença de pressão entre um braço e outro, procure o seu médico, porque algum defeito pode existir em seu sistema circulatório.

Esteja confortável no momento de medir sua pressão. Ela pode ser alterada por vários fatores. Preste atenção a eles.

Fatores que alteram a pressão em indivíduos normais
- Ansiedade
- Fumo
- Dor
- Estômago cheio
- Bexiga cheia
- Frio
- Exercício
- Ruído

Outros fatores afetam a leitura da pressão. Se a braçadeira for muito larga para o tamanho do braço (em crianças, por exemplo), a medida será falsamente baixa. Ao contrário, se for muito estreita para o tamanho do braço (em obesos, por exemplo), a medida será falsamente elevada.

De modo geral, usam-se três tamanhos de braçadeiras: grande para obesos, médio para adultos e pequeno para crianças.

Manga da camisa muito apertada sobre o braço poderá causar erro na leitura. O melhor é deixar o braço livre de roupas.

- Posicione a braçadeira três centímetros acima da dobra do cotovelo.
- Identifique o pulso da artéria braquial por palpação.
- Posicione o estetoscópio ou o sensor eletrônico nesse ponto.
- Feche a válvula da pera e infle a braçadeira bombeando várias vezes.
- Observe no relógio (chamado manômetro) ou no display eletrônico a pressão subir dentro da braçadeira.
- Pare de inflar 30 mmHg acima do momento em que o pulso tiver desaparecido na artéria braquial.
- Agora abra lentamente a válvula e observe a descida dos números numa velocidade aproximada de 2 a 3 mmHg por segundo.
- Subitamente você ouvirá os primeiros ruídos, semelhantes a pulsos ou batidas do coração. Finalmente, estes pulsos desaparecem.
- Os aparelhos eletrônicos registram automaticamente o início e o fim dos ruídos.

> **PORTANTO, AO MEDIR A PRESSÃO:**
>
> Quando se ouve o primeiro ruído, é registrada a pressão sistólica;
>
> e, ao ouvir o último ruído, é registrada a pressão diastólica.

Método da palpação

Ao inflar a braçadeira, você oclui a artéria, e o pulso desaparece; ao soltá-la, o pulso volta a aparecer. Palpando o pulso do braço ou do antebraço, você determinará a pressão sistólica quando o pulso reaparecer à medida que você abre a válvula. Mas você não consegue identificar a pressão diastólica, porque as mudanças no pulso são imperceptíveis.

O CHECK-UP DO HIPERTENSO

Alguns exames ajudam a identificar os fatores predisponentes e as causas e consequências da pressão arterial elevada. O hábito periódico do check-up auxilia na identificação precoce da hipertensão. Crianças já a partir de três anos de idade deveriam ter sua pressão medida anualmente. Jovens deveriam medir sua pressão anualmente ou sempre que tiverem sintoma ou doença, sejam quais forem. Adultos devem fazer seus check-ups a cada dois anos, e a partir de 45 anos repeti-los anualmente.

Os exames essenciais

- **Raio X do tórax**, que pode demonstrar a presença de coração aumentado de tamanho.
- **Ecocardiograma color doppler**, que mostra a espessura das paredes do coração e o tamanho das cavidades. Os hipertensos mais severos têm as paredes do coração mais espessadas (hipertrofiadas), com a tendência de aumento

dos diâmetros do ventrículo esquerdo, responsável pelo bombeamento de sangue para todo o organismo.

- **Eletrocardiograma**, que pode demonstrar hipertrofia ou redução de fluxo (isquemia) através do músculo.
- **Exame comum de urina**, que pode demonstrar a presença de proteína, de glóbulos vermelhos ou brancos (o que pode caracterizar doença renal) ou de glicose (que pode sugerir diabetes).
- **Exames de sangue**, para determinar os níveis de potássio (se forem muito baixos, sugerem disfunção da glândula suprarrenal) e os níveis de ureia e creatinina (se estiverem altos, indicam doença renal).
- **Ecografia abdominal,** para identificar o tamanho e a forma dos rins.
- **Cintilografia renal,** se os rins apresentarem sinais de diminuição do tamanho (atrofia), para identificar a presença de uma obstrução na artéria renal e redução do fluxo de sangue através dos rins.

Outros exames necessários para excluir a possibilidade de estarem ocorrendo outras doenças associadas à hipertensão:

- **Colesterol, HDL, LDL, triglicerídeos**. São as gorduras que, alteradas no sangue e associadas à hipertensão, podem levar ao infarto e ao derrame cerebral.
- **Glicose sanguínea.** Para identificar a presença ou não de diabetes, comumente associada à hipertensão.
- **Teste ergométrico em esteira.** Analisa a situação das coronárias, se há obstruções que limitam o fluxo (isquemia) e se durante o exercício a pressão mantém-se em níveis normais ou sobe demasiado, demonstrando a presença de hipertensão apesar da medicação.

- **T3, T4, TSH**, hormônios da tireoide que alterados também elevam a pressão arterial.
- **Proteína C reativa**, indicadora da presença de inflamação nos vasos com depósito de gordura (placas moles e duras).

Obesidade e hipertensão

Em geral obesos têm pressão mais alta do que os magros. Se você estiver acima do peso e levemente hipertenso, seu único tratamento será baixar alguns quilos.

Tratando a hipertensão arterial sem medicamentos

A hipertensão arterial deve ser tratada de duas formas: com mudanças no estilo de vida e com medicamentos. Quando as cifras tensionais e o risco de desenvolvimento de outras doenças são baixos, trata-se apenas com mudanças no estilo de vida. Quando o risco e as cifras tensionais são altos, trata-se com medicamentos. Às vezes, mais de um medicamento é necessário.

    Há órgãos mais vulneráveis à hipertensão. São os primeiros a se alterarem pelos efeitos contínuos da pressão alta. Coração, rim, cérebro e artérias são os alvos da hipertensão e os primeiros a desenvolverem doenças relacionadas a ela. O que define a gravidade da hipertensão é a presença de doenças nos órgãos considerados vulneráveis, também chamados de órgãos-alvo.

    O tratamento com medicamentos será apresentado no **Manual de consertos**.

QUARTA PARTE

MANUAL DE CONSERTOS

Procurando o mecânico certo e a oficina competente

Tenho certeza de que você sabe exatamente aonde levar seu carro se algum conserto for necessário. Se for problema de pneu, de lataria ou alguma dificuldade mecânica, serão endereços diferentes. E você sabe para onde deve ir. Mas se o caso for uma dor no peito, você sabe para onde irá? Vários fatores devem ser considerados na escolha da oficina e dos mecânicos. Em primeiro lugar, a proximidade de sua residência ou local de trabalho. Depois, o grau de especialização da emergência ou do hospital escolhido. O atendimento do infarto, por exemplo, em muitas cidades do Brasil é mais bem executado pelo SAMU, na linha do atendimento domiciliar de urgência. Eles sabem para onde devem levá-lo em caso de urgência. Na falta do SAMU ou na demora prevista para o atendimento, o melhor é pedir uma carona e deslocar-se imediatamente para o hospital mais próximo especializado em coração. Lá o conserto pode ser iniciado imediatamente e da forma mais correta. Os mecânicos estarão preparados para isso. Ir simplesmente ao hospital mais próximo sem conhecer sua vocação e qualidade pode não ser uma boa ideia. Mas esta decisão deve ser tomada antes de ocorrer o problema. Uma pergunta frequente e inteligente em consultório é: "Em caso de urgência, para quem eu ligo, para onde vou?". Você deve obter essas respostas do seu médico, seja ele cardiologista ou não. Em sua revisão anual informe-se com ele quais devem ser os procedimentos em caso de emergência. Anote tudo, deixe uma cópia ao lado do telefone e na sua carteira. Certamente ela será muito útil no momento necessário. Sem correria, sem gritaria, sem choro ou lamentação, você irá direto iniciar o seu conserto.

Neste capítulo detalharemos o tratamento das doenças mais comuns do coração. A ele chamamos **Manual de consertos**. Por razões óbvias.

ANGINA

Como tratar com medicamentos

Hoje existe um verdadeiro arsenal de remédios para tratar angina. Alguns são muito antigos, como os nitratos sublinguais que seu avô já usava. Outros são frutos de pesquisa recente. Os principais são os seguintes:

Nitratos – Apesar de causarem dor de cabeça nas primeiras vezes em que são usados, os nitratos, e principalmente a nitroglicerina, são os remédios de primeira escolha para tratar a dor logo que ela se manifesta. Provocam dilatação das coronárias, melhorando o fluxo de sangue e a oxigenação do músculo cardíaco. Normalmente aliviam o desconforto rapidamente, mas às vezes um segundo comprimido sublingual é necessário. Isordil é o exemplo.

Aspirina – Os pacientes que já sabem que têm lesões nas coronárias tomam regularmente aspirina em uma pequena dose diária de 100mg. Sua ação reduz a coagulação ao atuar sobre as **plaquetas**, pequenas estruturas existentes no sangue que iniciam a formação de coágulos ao se depositarem sobre as placas de gordura nas coronárias. Quando ocorre uma angina mais intensa, além do nitrato sublingual diário deve-se mastigar uma aspirina de adulto (500mg) para interromper a dor mais rapidamente.

Betabloqueadores – Funcionam reduzindo a contração do coração e a pressão arterial, e com isso poupam energia. O coração reduz sua necessidade de oxigênio. São importantes no tratamento da angina. Atenolol é o mais comum.

Antagonistas de cálcio – Bloqueiam a entrada de cálcio na parede das artérias coronárias e com isso provocam vasodilatação.

Não são tão potentes quanto os nitratos, mas podem ser usados em associação com os demais remédios para angina. Nifedipina é o exemplo.

INIBIDORES DA AÇÃO DAS PLAQUETAS – São medicamentos que atuam sobre as plaquetas, as responsáveis pela formação de coágulos dentro das coronárias. A aspirina exerce a mesma ação por caminhos diferentes. Por isso, como os mecanismos de ação são diferentes, tanto aspirina quanto inibidores das plaquetas são usados conjuntamente para impedir a formação de coágulos. O nome químico do medicamento mais comum é clopidogrel.

INFARTO

É UM INFARTO. O QUE FAZER?

Por se tratar de uma situação de potencial gravidade, a busca de uma solução deve ser imediata. Com o passar do tempo, uma porção maior do músculo vai morrendo, ampliando a área e a gravidade do infarto.

Os programas de tratamento do infarto com maior sucesso foram os que conseguiram transferir o paciente com maior rapidez para um hospital especializado. Portanto, o desempenho do SAMU e sua velocidade são cruciais para reduzir o risco de vida do infarto. Em todo o Brasil o número a ser chamado é o 192. Quanto mais explícito for o telefonema, mais chance de agilizar o atendimento. Exemplo: "Aqui é da casa do João Pereira de cinquenta anos. Ele está com dor no peito que iniciou faz dez minutos, está suando muito, está ofegante. Nosso endereço é: xxxxxx. Meu nome é Joana, sou a filha do João, nossa casa fica no bairro xxx, a casa é a última da rua à direita". Pronto! Joana acabou de salvar a vida de seu pai. Se tivesse se enrolado dizendo coisas como "está com uma dor estranha, não sei o que pode ser, comeu um peixe ontem à noite que não estava com uma cara boa, está suando. Você acha que é grave?"... Ao ser explícita sobre o problema do João, pois a única novidade é a dor no peito, e não ficar inventando o jantar da noite anterior como culpado, Joana permite que o regulador (médico responsável pelo envio da ambulância) faça uma ideia precisa do problema e encurte o tempo de atendimento. Não adianta chorar, gritar, reclamar. As informações têm que ser precisas e objetivas.

O tratamento é iniciado já na ambulância. É feito um eletrocardiograma que confirma o infarto, são utilizados por via oral analgésicos e aspirina para dissolver o coágulo que se formou na coronária. O médico socorrista (assim chamado o que trabalha em ambulância e é treinado para atendimento de urgência) entra em contato por rádio ou telefone com o hospital. Nas grandes cidades há serviços de plantão 24 horas por dia, sete dias por semana, aptos a introduzir um cateter na coronária obstruída e abrir a oclusão com um **stent**, uma pequena mola que se expande dentro da coronária mantendo-a aberta e interrompendo o infarto. Se isso ocorre com menos de quarenta minutos desde o início da dor, seguramente o músculo cardíaco será poupado e as consequências do infarto serão inexpressivas. A partir de uma hora os resultados passam a ser progressivamente piores. Doze horas após o início da dor, já não há o que fazer.

Nas cidades de menor porte, onde não há hospital especializado que possa resolver o infarto por meio de um cateter, existe a possibilidade do uso imediato de uma droga intravenosa que dissolve o coágulo: a estreptoquinase. Depois de desobstruída a coronária, o paciente é transferido para a cidade mais próxima, onde há recursos de cateterismo.

O ataque cardíaco passo a passo

Vamos descrever os eventos desencadeados por um ataque cardíaco passo a passo. Sempre lembrando que a atitude imediata salva vidas.

1. Se você está sentindo os sintomas de ataque cardíaco (já descritos), pare o que você está fazendo e deite-se (no chão, se necessário).
2. Chame o atendimento domiciliar de urgência de sua cidade – tenha sempre à mão esse número – e descreva os sintomas ao telefone.
3. Se estiver acompanhado, peça para ser levado à emergência de um hospital.
4. Mastigue de imediato uma aspirina ou ácido acetilsalicílico de 500mg e desmanche na boca um vasodilatador sublingual (nitrato).

5. Ao chegar à emergência, avise que você está tendo dor no peito, há quanto tempo se iniciou, qual a intensidade e localização.
6. Farão logo um eletrocardiograma. Se for removido pela ambulância do SAMU ou do serviço de urgência de sua cidade, eles já terão feito o eletrocardiograma durante o transporte.
7. A equipe de intervenção por cateter será ativada, com início imediato do procedimento de angioplastia.
8. Você permanecerá numa UTI coronariana com monitorização contínua da pressão e da oxigenação do sangue, tomando anticoagulantes e betabloqueadores (que auxiliam na proteção da contração do coração).
9. Na UTI, você permanecerá em torno de um a dois dias.
10. De três a cinco dias, permanecerá no hospital.
11. Seguirá tomando por um longo tempo anticoagulante, aspirina, estatina para controle do colesterol, betabloqueador para reduzir a frequência cardíaca e a contração e assim poupar o músculo.
12. Em casa você iniciará a reabilitação, com aumento progressivo da atividade física, que se constituirá basicamente de caminhadas.

Exames para diagnosticar e tratar a doença arterial coronariana

Estes são os exames mais comuns em cardiologia usados para identificar doença das coronárias. Descrevemos aqui em ordem de importância.

Eletrocardiograma (ECG)

É o teste mais simples. Você certamente já o conhece bem. Durante a dor ele pode ter modificações importantes e orienta o tipo de tratamento a ser feito. Mas nem sempre ele se altera com a dor. Essa é a sua limitação.

Teste de esforço ou ergometria

É o eletrocardiograma contínuo do coração durante o exercício. Quando o indivíduo é submetido ao esforço, se há alguma área isquêmica ela se manifestará através de mudanças no ECG. Serve também para identificar elevação da pressão arterial em situações de stress, simuladas pelo exercício. É mais exato do que o eletrocardiograma de repouso.

Cintilografia de esforço

É o mesmo teste ergométrico, mas no pico do esforço se injeta um líquido radioativo que ao circular pelo coração se prende nas áreas bem irrigadas, deixando lacunas nas áreas isquêmicas. Um exame radiológico posterior permite visualizar e avaliar a importância dessas áreas.

É utilizado quando há dúvidas no resultado do teste ergométrico. O exercício pode também ser substituído por medicação que imite uma situação de stress.

Ecocardiograma

É hoje um dos exames mais comuns e mais úteis da cardiologia. Serve para identificar a função das válvulas cardíacas e a contração em cada região do coração. Pode revelar um infarto que já tenha ocorrido sem o conhecimento do proprietário. Usando a tecnologia do Doppler, o ecocardiograma transformou-se em um dos mais importantes testes do coração, útil em grande número de situações.

Ecocardiograma de stress

Utiliza medicação que imita o esforço ou o stress subindo a frequência do batimento, enquanto o coração é analisado através do ecocardiograma. Pode-se assim identificar áreas que durante o stress provocado pelo medicamento tenham sua contração reduzida pela presença de isquemia causada por uma obstrução coronária.

Angiotomografia das coronárias

É o exame que permite ver calcificação e até obstruções das coronárias sem a necessidade de introduzir um cateter através dela. Trata-se de um importante avanço tecnológico da radiologia, pois, com a simples injeção de um contraste líquido na veia do braço, visualiza-se em detalhe toda a circulação das coronárias e também de todos os vasos do corpo humano. Passou a ser um exame fundamental em algumas situações.

Cateterismo cardíaco, ou angiografia, ou cinecoronariografia

São nomes complexos para identificar um procedimento que se tornou usual. O nome **cateterismo** vem da utilização do cateter (um tubo fino e longo com uma luz que permite injetar contraste radiológico e medir pressões), que é introduzido na artéria femoral (na virilha) ou na artéria radial (no pulso) e chega ao coração e às coronárias. A passagem do contraste é filmada, podendo-se facilmente identificar obstruções existentes. Neste **Manual de consertos** já mostramos a interrupção da angina por medicamentos. Agora, como estas artérias podem ser recuperadas dilatando-se essas obstruções.

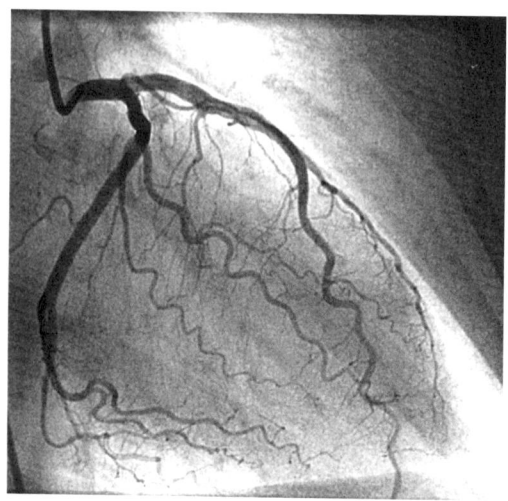

Cinecoronariografia com carótidas normais

Cateterismo cardíaco e angioplastia: o cateter prolongando a vida

É um procedimento que examina o coração por dentro, medindo pressões, fazendo imagens das artérias por visualização da passagem do contraste radiológico injetado através de um cateter. O cateter é introduzido por artérias ou veias das pernas ou braços. Quando imagens são obtidas, o procedimento leva o nome de **angiografia**, que é o método de diagnóstico. Quando através de um cateter é corrigida a obstrução de uma artéria ou de uma válvula, o procedimento passa a se chamar **angioplastia**. Na angioplastia, geralmente se utiliza um stent para manter a dilatação da área obstruída da artéria. Stent é uma armação metálica expansível introduzida na artéria sobre um balão inflável, que é posicionado sobre a área obstruída e expandido. A dilatação da artéria permanece porque o stent não volta a contrair-se depois de retirado o balão. O stent expandido fixa-se à parede da artéria, não se deslocando mais do ponto onde foi expandido. Não há hipótese de migrar ao longo da artéria, sua fixação é permanente.

ANGIOPLASTIA COM "STENT"

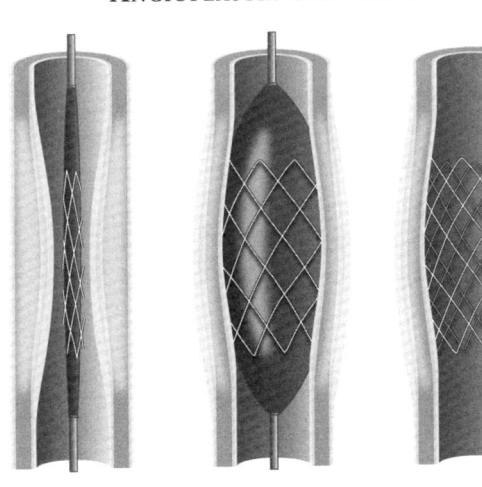

Não se assuste com a sala de cateterismo. Parece mais um laboratório da NASA, com monitores e equipamentos que lhe darão maior segurança durante o procedimento. A maior parte dos procedimentos com cateter é feita com sedação leve, sem necessidade de anestesia geral. Quando o acesso é feito pela virilha, são necessárias de quatro a seis horas de repouso no leito para evitar sangramento no local da punção. Quando pelo pulso ou pelo braço, o paciente tem liberdade para movimentar-se imediatamente após o procedimento. A área acessada é depilada e lavada com solução bactericida. O paciente é coberto com panos estéreis. A duração do exame diagnóstico é em torno de trinta minutos. Já a angioplastia com stent dura em torno de uma hora. O tempo de internação em geral é de um ou dois dias, dependendo do caso.

Mesmo que hoje os exames não invasivos já forneçam um grande número de informações, todas as doenças do coração podem necessitar de um cateterismo cardíaco em algum momento da vida. Em crianças com defeitos congênitos, pode ser necessário acessar o interior do coração com cateter para injetar contraste e observar o fluxo cardíaco e as pressões das cavidades.

Ponte de safena e mamária

Sem dúvida esta é a cirurgia do coração mais popular. Quem já não tem um amigo safenado? O nome dessa cirurgia vem do fato de que a veia safena, da perna, é utilizada para fazer um desvio dos bloqueios das coronárias, "construindo" uma ponte entre a aorta e o trecho da artéria após a obstrução. A região do coração que estava com pouca irrigação pelo bloqueio da coronária passa a receber sangue diretamente da aorta. É como se construíssemos um desvio diretamente da hidráulica para o bairro prejudicado pela ruptura de seu encanamento principal. Essa é uma cirurgia já consagrada, com mais de quarenta anos de existência. E pasmem! Foi inventada por um argentino, o Dr. René Favaloro. São milhões de pacientes já beneficiados por essa cirurgia, número esse a que se acresce mais um milhão a cada ano. Trata-se de uma cirurgia muito segura, com baixo risco, obviamente dependendo da gravidade de cada caso. Nos melhores centros, a sobrevida do paciente após essa cirurgia está em torno de 98%.

PONTE DE SAFENA E MAMÁRIA

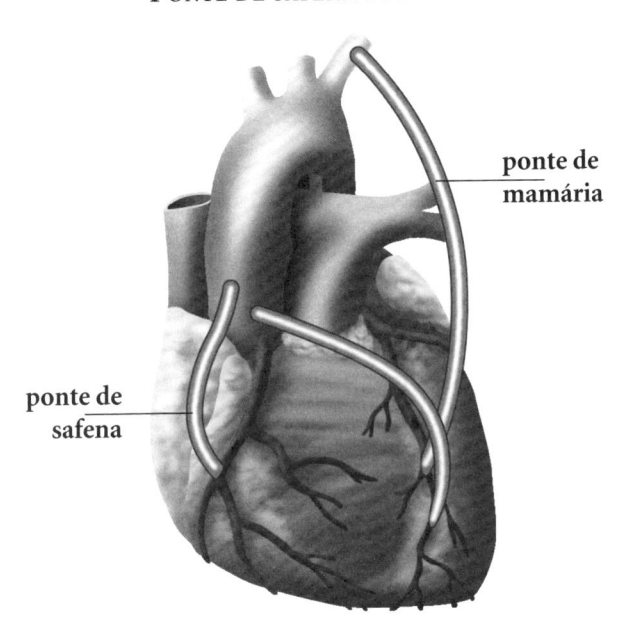

Como é feita?

Durante essa cirurgia, é retirada a veia **safena** da perna e é descolada da parede interna do tórax uma artéria chamada **mamária,** que corre atrás do osso do peito (esterno) e, como o nome diz, irriga a região das mamas. Esses enxertos serão implantados nas coronárias doentes logo após o local onde estão obstruídas, desviando o sangue da aorta para a coronária. Dessa forma, normaliza-se a chegada de sangue à região irrigada pela coronária, melhorando a função do coração.

O procedimento é realizado da seguinte forma: sob anestesia geral e completa monitorização de pressões, respiração, temperatura etc., e com eletrocardiograma, uma incisão é feita sobre a face anterior da perna e a veia safena é retirada. Há também a possibilidade de a safena ser retirada por vídeo, o que reduz a cicatriz da perna significativamente. Simultaneamente, o tórax é aberto longitudinalmente sobre o esterno, chegando-se direto ao coração. A artéria mamária é descolada em toda a sua extensão, deixando-se somente a porção proximal intacta para continuar recebendo fluxo sanguíneo. A extremidade distal será suturada na coronária. A região do coração irrigada pela mamária passa a receber o sangue que antes irrigava a mama sem prejuízo para esta, pois outras fontes passam a prover suas necessidades. Depois, a veia safena e a mamária são conectadas ao coração. Existem dois métodos para isso. Um utiliza a circulação extracorpórea (ver abaixo), e a sutura da veia e da mamária sobre o coração é feita com ele parado. Outra utiliza um sistema de imobilização de partes do coração, e as suturas são feitas com ele batendo.

Normalmente uma cirurgia de ponte de safena, chamada pelos médicos de "revascularização miocárdica", dura em média de três a cinco horas. O paciente permanece de um a dois dias na UTI e depois de mais cinco dias tem alta do hospital.

Circulação extracorpórea

A cirurgia de correção de defeitos no interior do coração só se tornou possível após a invenção da circulação extracorpórea na década de 50. Trata-se de uma forma de desviar o sangue deixando as cavidades vazias, permitindo parar o coração e intervir em suas estruturas internas. São introduzidas cânulas nas veias que trazem sangue ao coração (veias cavas), levando-o para um dispositivo artificial chamado oxigenador. Aí se processa a oxigenação do sangue que depois, por meio de uma bomba, é reintroduzido na circulação através da aorta. Dessa forma, o coração permanece batendo vazio. Para maior segurança, ele pode ser imobilizado injetando um líquido gelado rico em potássio através das coronárias. A isto chamamos de **cardioplegia**. Este processo tem o mérito de parar imediatamente o coração, conservando nas suas células a energia necessária para quando ele for reativado. Com a circulação extracorpórea, levamos sangue oxigenado a todo o corpo e ainda podemos parar o coração e operar dentro dele. Esse foi o motivo do grande impulso que tomou a cirurgia cardíaca a partir de 1955. Hoje se calcula que mais de quinhentas mil cirurgias sejam realizadas no mundo por mês.

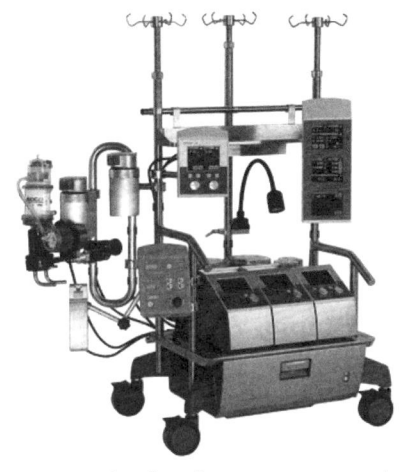

Máquina de circulação extracorpórea

Os **oxigenadores** atualmente utilizados são equipamentos sofisticados com membranas permeáveis que permitem a oxigenação do sangue sem contato direto com o oxigênio. A bomba que impulsiona o sangue para todo o corpo é composta de roletes que espremem um tubo de borracha, impulsionando adiante seu conteúdo. Ainda mais sofisticadas são as bombas centrífugas, com alta rotação e cobertas de uma superfície especial, que fazem o sangue circular sem destruí-lo. O conjunto de circulação extracorpórea utilizado hoje parece um laboratório de lançamento de foguetes da NASA, tamanha é a adição de controles, de monitores, de mecanismos de segurança.

TRATAMENTO DAS ARRITMIAS

O tratamento sempre começa com o uso de drogas antiarrítmicas. São substâncias que de alguma forma interferem na condução do estímulo elétrico pelo coração, na tentativa de interromper a arritmia. Seu uso é complexo, e o cardiologista deve manter-se atualizado para tirar melhor proveito dessas drogas e evitar o chamado **efeito pro-arrítmico**. Sim, drogas para impedir arritmias às vezes podem provocá-las!

TAQUICARDIA SUPRAVENTRICULAR OU TAQUICARDIA ATRIAL PAROXÍSTICA – Quando persiste por horas, deve ser tratada em uma emergência, onde a injeção de uma única dose de adenosina interrompe a arritmia.

TAQUICARDIA VENTRICULAR – Necessita urgente de desfibrilação por um choque externo ou de um desfibrilador implantável.

FIBRILAÇÃO VENTRICULAR – Deve ser interrompida com manobras de **ressuscitação** e **choque elétrico** o mais rapidamente possível.

FLUTTER ATRIAL – O tratamento deve ser feito com drogas ou com **cardioversão**, que é um choque elétrico aplicado sobre o tórax, recuperando assim o ritmo normal do coração.

BLOQUEIOS CARDÍACOS

Socos rítmicos aplicados com força sobre o peito podem salvar a vida do paciente porque provocam contração do coração. Obviamente é necessário o implante de um marca-passo.

Não há como o paciente ou seus familiares identificarem que tipo de arritmia está ocorrendo. Por isso, se o paciente mantém a consciência e há pulso e pressão arterial presentes, pode-se providenciar o transporte para uma emergência com presteza e segurança. Porém, se não há pulso, se o paciente está inconsciente, se já perdeu urina e faz convulsões, deve-se iniciar logo as manobras de ressuscitação e providenciar a chamada imediata de um serviço domiciliar de urgência.

Conhecer as manobras de massagem cardíaca e respiração pode ser extremamente útil. Muita gente já sobreviveu porque alguém ao redor sabia resolver a emergência.

Terapias elétricas

Em mais de 50% dos casos, falha a ação do antiarrítmico e temos que usar as terapias elétricas para resolver. Entram em cena os eletricistas do coração, os eletrofisiologistas e marca-passistas, que utilizam várias ferramentas para resolver as principais e mais graves arritmias.

Marca-passo

O marca-passo cardíaco já se tornou quase tão comum quanto o rádio de pilhas. Talvez não haja tantos portadores quanto os de rádio de pilhas, mas todos sabem o que é e para que serve. São aparelhos implantáveis embaixo da pele com eletrodos introduzidos pelas veias e fixados ao coração. Emitem pulsos elétricos no coração, retomando assim a frequência normal do batimento. Milhares de pacientes se beneficiam desses dispositivos milagrosos.

É um dispositivo eletrônico um pouco maior do que um isqueiro que tem a função de regularizar os batimentos cardíacos, impedindo que a frequência caia a limites incompatíveis com a vida. É, em geral, implantado abaixo da pele, na região peitoral (acima do mamilo esquerdo ou direito).

A cirurgia é feita sob anestesia local, com sedação para tranquilizar os mais ansiosos. Dura em média trinta minutos. Um eletrodo é introduzido pela veia cefálica, que drena sangue do braço e que é abordada no sulco existente abaixo do ombro. Um

Marca-passo

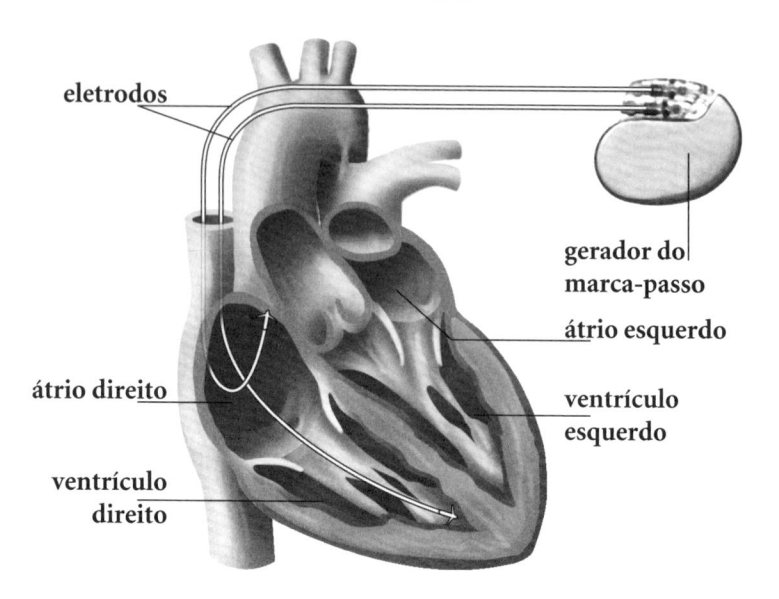

Figura: diagrama do coração com marca-passo, indicando eletrodos, gerador do marca-passo, átrio direito, átrio esquerdo, ventrículo direito e ventrículo esquerdo.

eletrodo é introduzido por essa veia até o coração, sob controle de imagem radiológica, sendo fixado dentro dele.

Há aparelhos que estimulam apenas uma câmara, o ventrículo direito, e utilizam um único eletrodo. Outros estimulam átrio direito e ventrículo direito, sendo necessários dois eletrodos. Normalmente esses eletrodos têm em sua ponta uma fina espiral em saca-rolha que, por ação externa, é "parafusada" ao coração. São aparelhos automáticos e necessitam revisões semestrais em clínica especializada, que disponha do equipamento necessário para testar o seu funcionamento e detectar precocemente o desgaste da bateria ou de seus componentes eletrônicos. Ele transmite um aviso de fim de vida da bateria com bastante antecedência, o que permite a total segurança do paciente. Por se tratar de um dispositivo eletrônico complexo, evitam-se interferências eletromagnéticas sobre o marca-passo. Algumas dessas interferências, vindas de equipamentos de telefonia celular ou de campos magnéticos de detecção de metais nos aeroportos ou nas portas de bancos, podem alterar os parâmetros de seu funcionamento, fazendo variar a sua frequência, por exemplo. Há casos relatados em que o paciente, ao cruzar pelo detector de armas no aeroporto, sofreu um desmaio que se resolveu espontaneamente no momento em que, ao perder os sentidos, ele caiu fora do campo eletromagnético. Os aeroportos anunciam amplamente a necessidade de os portadores de marca-passos evitarem o detector de metais, sendo revistados manualmente pelos agentes de segurança. No avião, não existem campos magnéticos suficientemente intensos para interferir sobre o marca-passo.

Uma vez feita a revisão semestral e todos os parâmetros eletrônicos e clínicos estando normais, não há impedimento algum de viajar.

Falando em detectores de metais, lembro-me de uma história hilariante contada por um de meus pacientes, portador de um marca-passo. Ao pedir ao guarda de segurança para desligar a porta eletrônica de um banco, este lhe sugeriu que passasse bem ligeirinho. Meu paciente disse-lhe, então, que iria ao outro lado da rua, sairia correndo e, ao atingir a velocidade das ondas eletromagnéticas, passaria pela porta sem dano ao marca-passo. O que ele queria dizer é que não se trata do tempo de exposição, mas do tipo de onda eletromagnética que interfere no marca-passo, e só a velocidade acima dela permitiria evitar a interferência. Nos aeroportos é a mesma coisa.

Interferências sobre marca-passos são esperadas onde existirem grandes campos magnéticos. O exemplo mais gritante é o que ocorre com grandes geradores, como os de uma usina elétrica. Mas muito poucos dispositivos eletrônicos interferem nos marca-passos. Controles remotos de televisores, de equipamentos de som ou porta de garagem certamente não o fazem. Telefones celulares digitais interferem mais do que os analógicos, porém a simples providência de usá-lo na orelha oposta ao marca-passo já o distancia o suficiente para evitar a interferência. Na realidade, o telefone celular só atua a menos de seis centímetros do marca-passo. Não se deve usá-lo, portanto, no bolso da camisa ou do casaco que esteja em contiguidade com o aparelho.

Como já dissemos, a interferência pode redundar em dano temporário ou até definitivo ao marca-passo. Mais comumente ocorre uma "programação-fantasma", ou seja, alteram-se os parâmetros de funcionamento aleatoriamente. Por exemplo, um marca-passo que comandava o coração com setenta estímulos elétricos por minuto pode cair para trinta ou passar a 120. Depende da situação e da própria qualidade da interferência.

Geralmente, pacientes portadores de marca-passos tomam medicação cardiovascular. A regra é a mesma para todos: ao viajar, levem consigo seus medicamentos na bagagem de mão, bem como um relatório do seu médico, para facilitar a compreensão de seu problema em um momento de crise. Mas não se assuste! Todas as informações necessárias, mesmo que o médico não conheça o paciente, estão na memória do aparelho. Um computador com leitura eletromagnética tem acesso a esses dados, inclusive ao eletrocardiograma dos últimos meses, identificando alterações que passaram despercebidas. Atualmente os avanços tecnológicos vão mais longe. Alguns aparelhos podem ser acompanhados diariamente de uma central localizada em outro país, que recebe dados de um equipamento de captação tipo celular deixado no quarto do paciente. São analisados dados de funcionamento eletrônico assim como alterações do ritmo cardíaco. Quando algum defeito se manifesta, é passada imediatamente a informação para o celular do médico.

Os portadores de marca-passos geralmente têm uma carteira plastificada com as características do aparelho, tipo de funcionamento, tempo de uso, identificação do médico responsável e seu telefone. Esta deve ser carregada sempre consigo, pois poderá ser útil algum dia.

Finalmente, uma última recomendação: observe sempre a coloração da pele sobre o marca-passo. Se, após uma batida ou uma queda ao solo, existir edema na região e/ou coloração violácea, um médico deve ser consultado.

Portanto, não havendo alterações eletrônicas do aparelho, detectáveis através da análise feita na clínica especializada, ou alterações de seu estado cardiovascular, diagnosticadas pelo seu médico, você terá uma vida normal e até se esquecerá desse aparelho prodigioso que trabalha silenciosamente sete dias por semana durante pelo menos dez anos. Depois, a substituição é simples: cirurgia ambulatorial. Chega-se de manhã e vai-se para casa à tarde, já de aparelho novo. Não são trocadas só as baterias. É trocado todo o aparelho, permanecendo somente os eletrodos fixados ao coração.

Desfibriladores implantáveis

São aparelhos implantados sob a pele, na região peitoral, com fios conectados ao coração. Agem automaticamente, rastreando arritmias graves e deflagrando choques salvadores quando necessário. Produzem choques de alta carga elétrica, ao contrário dos marca-passos.

Cardioversão elétrica

Trata-se de um choque de alta voltagem e baixa amperagem aplicado sobre a parede do tórax após a sedação do paciente. O aparelho usado é o desfibrilador, hoje cada vez mais presente em shopping centers e estádios de futebol. É utilizada para agregar o batimento errático dos átrios em casos de fibrilação e flutter atrial. Também em situações de emergência provocadas pela taquicardia e fibrilação ventricular. Antes de iniciar esse procedimento, um **ecocardiograma transesofágico** é realizado através de uma sonda introduzida na boca, passando pelo esôfago antes, pois a proximidade da sonda em relação à parede posterior do coração permite excluir com precisão a presença de trombos no átrio esquerdo que poderiam se desprender e embolizar o cérebro no momento da cardioversão. Com pás metálicas sobre o tórax protegidas por um gel que evita a queimadura da pele, é deflagrado então o choque com o desfibrilador externo. A medida física do choque é feita em joules, geralmente em torno de trezentos. Com o choque ocorre a desfibrilação dos átrios, que voltam ao seu ritmo normal.

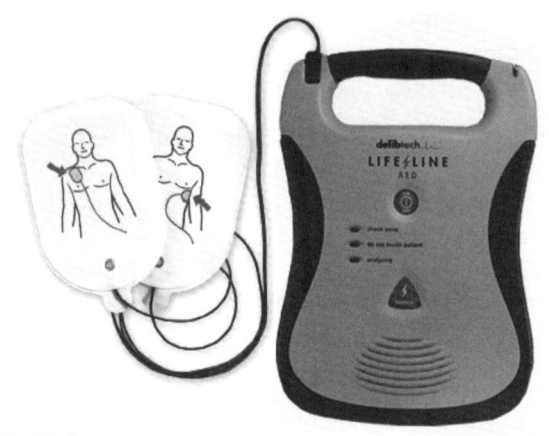

Desfibrilador automático encontrado em locais públicos

Desfibriladores externos

A evolução da moderna eletrônica teve grande repercussão na cardiologia. Após os marca-passos, progressivamente mais sofisticados e de maior duração, surgiram os desfibriladores, dispositivos que, além de estimularem o coração impedindo a queda da frequência, também atuam nas arritmias com batimentos rápidos. Há duas situações em que estes equipamentos são ativados. A primeira e mais comum é a **taquicardia ventricular**. A segunda costuma ocorrer como consequência da primeira e se chama **fibrilação ventricular**. Este aparelho tornou-se muito popular nos últimos anos. Está presente em aeroportos, estádios e centros comerciais. A versão disponível em locais públicos é muito simples de ser usada. Quando alguém apresentar disparos graves do coração, basta ligar o aparelho, colar ao peito as pás, que já vêm com adesivo, e de imediato e automaticamente o aparelho faz o diagnóstico do tipo de arritmia grave e dispara o choque, repetindo-o até ocorrer a volta ao ritmo normal. Durante todo o tempo, uma voz vai descrevendo a operação, orientando o operador, inclusive alertando que ninguém deve tocar no paciente no momento do choque, pois também o sentirá. Quando a arritmia não é grave, o aparelho desarma o choque automaticamente e anuncia o motivo. A bateria desses aparelhos tem longa duração e pode ser recarregada, daí a recomendação de deixá-los sempre conectados à eletricidade.

Os desfibriladores usados em hospitais são mais sofisticados, têm baterias de longa duração, são continuamente conectados à eletricidade e permitem variações na potência do choque.

Normalmente o choque deve atravessar o coração ao longo de seu eixo mais longo. Por isso uma pá deve ser posicionada sobre a região peitoral direita e a outra na ponta do coração, sobre o mamilo esquerdo.

Ablação por cateter

Certas arritmias não respondem adequadamente a medicamentos. Pelo contrário, em certas situações os antiarrítmicos tornam-se pro-arrítmicos, ou seja, causam aumento das arritmias. De qualquer forma, fale com seu médico para ver se você tem a sorte de ser incluído no grupo de pacientes que se beneficiam de uma ablação. É um nome esquisito que define um procedimento por cateter que, a partir de uma veia da perna ou do braço, chega ao coração identificando o foco da arritmia para eliminá-lo definitivamente. Uma cauterização do foco suprime a fonte dos distúrbios. Há vários mecanismos de cauterização, todos muito seguros, porque atingem só a superfície interna do coração. Utilizam-se ondas de calor, de radiofrequência ou ultrassom. O comando de cada tipo é externo, por equipamentos especiais que regulam a intensidade da cauterização.

Equipamentos sofisticados mais recentes permitem mapear o interior do coração gerando uma imagem tridimensional que, com o auxílio dos raios X, permite identificar com precisão o local a ser cauterizado. O procedimento é feito em uma sala especial chamada laboratório de eletrofisiologia, equipado com, além do aparelho de raio X, monitores de eletrocardiograma, ecocardiograma, estimuladores de radiofrequência, ultrassom etc. O procedimento é feito sob sedação, sem anestesia profunda. Costuma ser demorado (2-3 horas), porque exige uma série de cuidados e análises das arritmias existentes e a definição pela melhor técnica de correção. O índice de acertos é elevado, mais de 90%. Os riscos são muito pequenos, e o procedimento é geralmente ambulatorial. O paciente chega de manhã em jejum, faz a ablação e vai dormir em casa.

TRATAMENTO DE MIOCARDIOPATIAS

É feito com um conjunto de drogas que melhoram a contração do coração (betabloqueadores), reduzem a resistência à passagem do sangue nas artérias (vasodilatadores) e aumentam a eliminação de líquidos pela urina (diuréticos). Obviamente, se existem válvulas ou coronárias com problemas, a solução é corrigi-las com cirurgia. Casos mais avançados podem se beneficiar de um **marca-passo ressincronizador** ou até de transplante cardíaco.

COMO TRATAR A INSUFICIÊNCIA CARDÍACA SEM MEDICAMENTOS

Há um tratamento específico para cada causa. Porém, algumas medidas gerais de modificação do estilo de vida independem do diagnóstico e devem ser iniciadas imediatamente.

- **Restringir o sal** da alimentação. Ele retém líquidos no organismo.
- **Limitar a ingestão de líquidos em geral.**
- **Reduzir o exercício e o esforço físico.**
- **Pesar-se diariamente** para observar qualquer aumento injustificado de peso causado pela retenção de líquidos.
- **Parar de fumar.**

Tratando a insuficiência cardíaca com medicamentos

Seu médico decidirá quais são os medicamentos necessários no estágio de insuficiência cardíaca que você apresenta.

Diuréticos para eliminar o líquido em excesso. Furosemida é o exemplo.

Digitálicos, um dos medicamentos mais antigos, usados intensamente já no século XIX, melhoram a eficiência do bombeamento do coração. Digoxina é o exemplo.

Inibidores da enzima conversora da angiotensina. Apesar do nome complicado, são medicamentos muito comuns. Baixam a pressão, facilitando a ação de bombeamento do coração para as artérias, as quais apresentam assim menor resistência ao fluxo de sangue. Tornam mais leve a ação de impulsionar o sangue por todo o corpo. Enalapril é o exemplo.

Betabloqueadores poupam o coração, reduzindo sua frequência e contração. Alguns deles são hoje importantíssimos no tratamento da insuficiência cardíaca por ter sido demonstrado que, além de melhorarem os sintomas, prolongam a vida dos pacientes. Carvedilol é o exemplo.

Bloqueadores da aldosterona são drogas que ajudam no tratamento, inibindo um hormônio que causa retenção de líquidos pelo coração. Aldactone é o exemplo.

TRATANDO A INSUFICIÊNCIA CARDÍACA COM CIRURGIA

Quando a causa é o vazamento de uma válvula ou lesões em artérias coronárias, a cirurgia é o melhor remédio. Já quando se trata de uma doença do músculo cardíaco, os recursos são mais limitados. **Transplante cardíaco** e dispositivos artificiais de bombeamento em auxílio ao coração (chamados **ventrículos artificiais**) podem ser usados. Mas, indiscutivelmente, os **ressincronizadores** vêm se tornando cada vez mais utilizados.

Ressincronizadores

Quando há falha da bomba cardíaca, os dois lados do coração passam a se contrair em tempos diferentes, pois o ventrículo esquerdo se torna mais dilatado do que o direito. É fácil de entender por quê. A carga maior é executada pelo ventrículo esquerdo, que tem a missão de impulsionar o sangue por todo o corpo. Pesquisadores descobriram que, ao ressincronizar os dois ventrículos, melhoram os sintomas da insuficiência cardíaca: o cansaço e a falta de ar. Ainda como parte da evolução da eletroterapia do coração e dos marca-passos, foi criado o ressincronizador, um dispositivo que contém dois estimuladores em um. São dois marca-passos acoplados na mesma caixa. Os eletrodos são colocados nos átrios e nos ventrículos, e o coração passa a ser ressincronizado, pois os dois marca-passos funcionam emitindo estímulos em ambos os ventrículos simultaneamente. Este dispositivo reduziu significativamente as listas de espera de transplante cardíaco. Em casos mais graves são implantados aparelhos ainda mais sofisticados que reúnem as características de um ressincronizador e de um desfibrilador. A redução progressiva no tamanho destes aparelhos permite implantá-los abaixo da pele, no subcutâneo da região peitoral, e os eletrodos são passados até o coração por uma veia na altura do sulco do ombro.

Transplante cardíaco: trocando o coração que perdeu a força

Apesar de os primeiros transplantes terem sido realizados ao final da década de 60, até hoje vêm sendo limitados pela falta de doações. As listas de espera para o transplante cardíaco eram longas por falta de doações até o aparecimento de drogas para tratamento da insuficiência cardíaca e de procedimentos alternativos, como a ressincronização. Em torno de três mil transplantes são realizados no mundo anualmente, e esse número vem se mantendo igual ao longo dos anos. Por outro lado, os resultados vêm melhorando, assegurando 90% de sobrevida no primeiro ano após a cirurgia. Casos mais bem-sucedidos chegam aos vinte anos de sobrevida. A vida após o transplante é de boa qualidade. Os pacientes se exercitam, têm poucos sintomas, mas tornam-se dependentes de drogas contra a rejeição. Isso não parece ser um problema. Suas vidas passam a ter maior significado porque tiveram mais uma chance após terem visto a morte de frente. No Brasil são realizados em média em torno de 140 transplantes por ano. Existem pelo menos vinte centros transplantadores distribuídos pelo território nacional. As limitações da doação ocorrem por dificuldades de entendimento e generosidade das famílias. Uma campanha nacional baseou-se na frase "diga em casa que você é doador". Esse desejo explicitado em vida geralmente é respeitado pelos familiares. Outro fator limitante do número de corações disponíveis para transplante é a necessidade de que o órgão seja retirado ainda batendo do doador com morte cerebral. Preservado em uma solução especial gelada, ele deve ser implantado no receptor em menos de quatro horas. A logística envolvida no processo de transplante cardíaco é fundamental para o sucesso. Para se ter uma ideia, quando ocorre doação de múltiplos órgãos (coração, pulmões, rins, fígado e córneas), são feitos perto de duzentos telefonemas para a organização das equipes e a realização das várias cirurgias.

Coração artificial

Uma grande sofisticação tecnológica ocorreu no desenvolvimento dos corações artificiais atualmente disponíveis. Mesmo assim, eles ainda não são perfeitos. Os problemas enfrentados são principalmente de duas ordens.

Primeiro, a necessidade de energia para o funcionamento contínuo pelas 24 horas do dia ainda exige conexão externa a um gerador. Não existem baterias com carga suficiente para muitas horas de funcionamento. O que significa que ainda um fio deve sair de dentro do tórax para estabelecer conexão com uma fonte de energia. Equipamentos mais sofisticados permitem a mobilidade do paciente por algumas horas com uma espécie de colete onde estão as baterias. Mas, ainda, energia é um problema. Recentemente, novos equipamentos introduzem a transmissão de energia através da pele para recarga das baterias, evitando a exteriorização de um fio através da parede do tórax.

Segundo, as superfícies de contato com o sangue ainda não são perfeitas e podem gerar coágulos em funcionamentos de longo prazo.

Por tudo isso, o coração artificial está sendo mais utilizado como ponte para um transplante em casos terminais em que um doador não esteja disponível. Casos mais raros são indicados para uso contínuo, chegando atualmente a anos de utilização do aparelho. A qualidade de vida ainda é limitada.

O grande problema desse tipo de equipamento ainda é o custo. No Brasil existem casos raros de utilização de corações artificiais, pela dificuldade de preço. O custo é elevadíssimo e nenhum seguro ou plano de saúde dá cobertura. Portanto, essa é uma tecnologia não disponível entre nós.

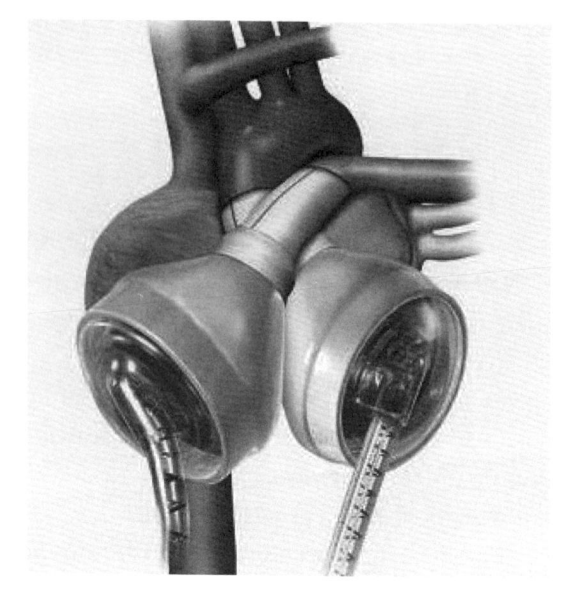

Coração artificial

TRATAMENTO DAS LESÕES DAS VÁLVULAS

Antibióticos injetáveis ao longo de quatro a seis semanas podem curar a endocardite, mas não é raro ser necessária uma cirurgia de troca valvular devido ao grau de destruição causado pela bactéria. Geralmente os germes se instalam sobre válvulas que já têm algum defeito.

Prevenção e tratamento de infecções nas válvulas do coração

Alterações anatômicas nas válvulas predispõem a infecções por germes circulantes oriundos de qualquer ferimento ou porta de entrada. O germe mais comum é o estafilococo, mas muitos outros germes oportunistas podem se alojar nas válvulas do coração. Por isso, devemos fazer profilaxia principalmente ao nos submetermos a uma cirurgia ou quando sofremos ferimentos profundos. Seu médico saberá qual antibiótico deve ser prescrito. Depois de instalado um germe em uma válvula, um longo tratamento com antibióticos por via venosa é iniciado, em princípio por trinta dias, com o paciente internado. Dependendo do grau de destruição da válvula ou da agressividade da infecção, uma cirurgia de troca valvular pode ser necessária.

Prolapso mitral

Os portadores sempre devem fazer profilaxia quando se submetem a procedimentos profundos no dentista ou sofrem ferimentos possivelmente infectados.

Consertando ou substituindo válvulas cardíacas

Pacientes assintomáticos só fazem profilaxia de infecções e são acompanhados ao longo do tempo com ecocardiogramas seriados.

Já os sintomáticos são, de início, tratados com drogas para aumentar a contração do coração e diuréticos para reduzir o volume de líquidos no corpo e a sobrecarga.

Seu cardiologista saberá quando indicar tratamento invasivo, que pode às vezes ser feito por cateter e outras com cirurgia de abertura do esterno. O tratamento cirúrgico pode consistir em uma plástica de reconstrução da válvula ou substituição por uma prótese artificial. A plástica de reconstrução da válvula mitral sempre é o primeiro objetivo. Há várias técnicas desenvolvidas, principalmente por um cirurgião francês, o Dr. Carpentier. A válvula aórtica, por ser submetida a fluxos maiores, tem menos chance de ser corrigida por plástica. Quando a recuperação da válvula torna-se impossível, o cirurgião decide pela troca por um dispositivo artificial. Há três tipos de próteses valvares disponíveis hoje: prótese biológica de porco (válvula aórtica do porco montada em suporte plástico e tratada com produtos químicos para desnaturação das proteínas), prótese biológica de pericárdio bovino (pericárdio do boi tratado com produtos químicos) e prótese metálica. Existe atualmente uma forte tendência em favor das próteses biológicas porque, ao contrário das metálicas, não exigem anticoagulação para o resto da vida.

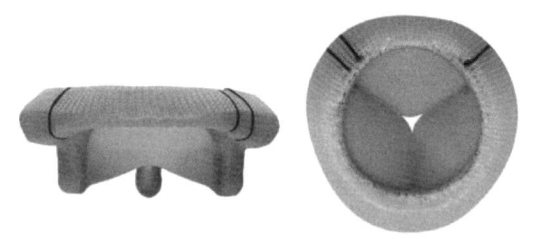

Prótese valvular biológica

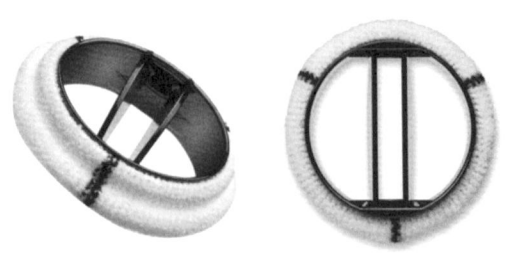

Prótese valvular metálica

TRATAMENTO DO ANEURISMA DE AORTA

O BISTURI E O CATETER PROLONGANDO A VIDA

Dilatações crônicas da aorta podem ocorrer em toda a sua extensão. A solução é uma cirurgia planejada por exames de imagem (**angiotomografia**). Em aneurismas crônicos com diagnóstico precoce, o procedimento pode ser planejado com antecedência e consistirá em uma cirurgia aberta, com visualização direta da aorta, visando a ressecar o segmento dilatado e substituí-lo por um tubo de material inerte chamado dacron. Na verdade é um tecido com formato de tubo disponível em vários tamanhos. Mais recentemente as técnicas cirúrgicas que obrigam a abertura do tórax e do abdômen vêm sendo substituídas por métodos menos invasivos e igualmente eficientes. Por punção da artéria da virilha é introduzido nela um cateter dentro do qual existe um tubo de dacron autoexpansível que, ao ser liberado, preenche o espaço interno da aorta, excluindo o aneurisma. São as revolucionárias **endopróteses,** que vêm transformando cirurgias enormes, de várias horas de duração e longa permanência em hospital, em procedimentos de curta duração e mínima agressão ao paciente. Os resultados são surpreendentes. Nos hospitais especializados essa já se tornou uma cirurgia de rotina.

Há duas regiões da aorta que exigem procedimentos diferentes. Quando o aneurisma ocorre já na saída do coração, logo acima da válvula aórtica, deve ser tratado com a substituição da região dilatada pelo tubo de dacron, que pode ou não conter uma prótese valvular, se a válvula aórtica estiver vazando. A diferença é que o coração tem que ser parado, e o paciente permanece em circulação extracorpórea pelo tempo necessário. Quando o aneurisma se localiza no arco aórtico, que é a porção em curva de onde saem os vasos cerebrais, a abordagem cirúrgica exige também circulação extracorpórea para baixar a temperatura a dezoito graus, como medida de proteção do cérebro, enquanto se interpõe o tubo de dacron, eliminando o aneurisma.

O CATETER VENCE O BISTURI

Nos dois últimos segmentos, fica evidente o sucesso do cateter no tratamento das lesões das válvulas cardíacas e dos aneurismas de aorta. Recentemente uma revolução vem ocorrendo. Válvulas cardíacas são substituídas sem a necessidade de abrir o tórax. Válvulas biológicas foram desenvolvidas com a propriedade de serem comprimidas dentro de cateteres. O acesso até o coração é feito pela artéria femural na virilha ou através de uma pequena incisão sobre o mamilo esquerdo, introduzindo o cateter com a válvula comprimida pela ponta do coração. Ao atingir o local ideal, a válvula é expandida até seu tamanho natural, ocupando o lugar da anterior que apresentava defeito. O mesmo ocorre com os aneurismas. Tubos plásticos são comprimidos dentro de um cateter e liberados para expandir-se dentro da aorta, ocluindo assim o aneurisma.

Essa é a nova realidade: o cateter está vencendo o bisturi.

TRATAMENTO DE OUTRAS DOENÇAS

Tratamento de pericardites

O uso de anti-inflamatórios e a retirada por punção ou drenagem do líquido que comprime o coração melhoram imediatamente os sintomas. Situações mais graves de pericardite constritiva necessitam de cirurgia para ressecção do pericárdio, podendo atualmente ser feita por vídeo. Mas sempre é importante tratar a causa da doença, seja ela qual for.

Síndrome pós-pericardiotomia:
O tratamento é simples, com anti-inflamatórios e diuréticos.

Tratamento de comunicação interatrial ou foramen oval aberto

Atualmente, a **toracotomia**, cirurgia por abertura de tórax, raramente é necessária, pois pequenos defeitos podem ser fechados por uma prótese introduzida por um cateter em uma veia da virilha.

Tratamento de embolia pulmonar

A internação sempre é necessária para esclarecimento e confirmação do diagnóstico e início do tratamento com anticoagulantes por via venosa, passando depois à aplicação no subcutâneo do abdômen e finalmente, por via oral, após a alta.

Tratamento de doença vascular periférica

Mudar o estilo de vida, corrigir hipertensão arterial e colesterol, tratar o diabetes, se for o caso, e caminhar diariamente, na tentativa de criar novos caminhos para a circulação. Medicamentos podem ajudar (cilostazol) ou prejudicar (betabloqueadores). Em situações extremas de isquemia das pernas, uma angioplastia ou até uma cirurgia podem ser necessárias. Hoje, com muita frequência, são realizados procedimentos com cateter e implante de stents, aliviando as obstruções.

Tratamento do AVC
Acidente vascular cerebral

A remoção imediata para o hospital é o segredo do sucesso do tratamento. A equipe médica da emergência procurará estabelecer logo o diagnóstico entre um AVC isquêmico (por trombose ou embolia cerebral) ou AVC hemorrágico (por hematoma ou hemorragia cerebral). Para isso é feita uma tomografia cerebral de urgência. Se for trombose, pode ser usada uma substância anticoagulante por via venosa para desbloquear a artéria ocluída e reverter imediatamente os sintomas. Se for hemorragia, uma cirurgia de retirada do coágulo pode ser necessária.

Reabilitação após o AVC

Dependendo da área atingida e do tempo de demora do início do tratamento, as sequelas são mais ou menos recuperáveis. Fisioterapia pode ser necessária por longo prazo.

TRATAMENTO DE DIABETES

DIABETES TIPO 1

O **tratamento** obriga o paciente a usar insulina injetável, para absorver a glicose. Porque a insulina é destruída no estômago, a única possibilidade é injetá-la sob a pele do abdômen.

DIABETES TIPO 2

O diabetes do tipo 2 pode ser controlado com exercícios, medicações, geralmente por via oral, e dietas. Obesos que apresentam diabetes do tipo 2 às vezes podem dispensar a medicação depois de emagrecer, seguir controle alimentar e fazer exercícios físicos com regularidade.

CRISE DE HIPERGLICEMIA

Você deve fazer testes frequentes para detectar os níveis de açúcar no sangue. Intensificar os cuidados quando tiver infecções. Se apresentar glicemia acima de 300 mg% em dois testes seguidos, procure o médico imediatamente. Pode ser necessário mudar de insulina, medicamentos orais ou alterar a dieta alimentar.

Quando você não tiver outra doença associada e não apresentar maiores complicações, uma caminhada leve pode baixar os níveis de glicose no sangue.

QUAL O TRATAMENTO CORRETO PARA HIPOGLICEMIA?

É importante que a hipoglicemia seja tratada nos primeiros sinais de baixa da glicose no sangue. Para uma solução imediata, vale comer ou beber qualquer coisa que contenha açúcar. Ingerir refrigerante não dietético, suco de laranja ou um copo de leite já ameniza o problema. Uma dica é ter sempre à mão algumas balas. Quando a glicemia estabilizar, é importante você fazer uma refeição leve.

TRATANDO O DIABETES COM MEDICAMENTOS

Antidiabéticos orais

São comprimidos ingeridos por via oral para o tratamento do diabetes.

Há seis classes diferentes:

Classe 1 – Sulfonilureias

Nomes comerciais: Diabinese, Amaril etc.

Modo de ação: Estimulam o pâncreas a produzir mais insulina, aumentam a sensibilidade à insulina e diminuem a produção de glicose pelo fígado.

Considerações importantes:
- Como aumentam a produção de insulina, podem causar hipoglicemia.
- Podem provocar aumento de peso.
- Podem causar reação alérgica.

Classe 2 – Biguanidas

Nomes comerciais: Metiformina, Glucofagin, Glifage.

Modo de ação: Diminuem a produção de glicose pelo fígado, diminuem a absorção de glicose no intestino e aumentam a ação da insulina.

Considerações importantes:
- Devem ser tomados com alimentos para reduzir diarreia e náuseas iniciais.
- Não aumentam o peso.

- Evitar álcool excessivo com essa medicação.
- Melhoram colesterol e triglicerídeos.
- Não provocam hipoglicemia.

Classe 3 – Inibidores da Alfa-Glicosidase
Nome comercial: Acarbose.
Modo de ação: Reduzem ingestão de carboidratos no intestino.
Considerações importantes:
- Podem causar gases e diarreia por até 3 ou 4 semanas.
- Devem ser tomados junto com as refeições.
- Não causam hipoglicemia.
- Reduzem peso e colesterol.

Classe 4 – Thiazolidine
Nome comercial: Actos.
Modo de ação: Aumenta a sensibilidade à insulina pelo organismo, aumenta a retirada de glicose do sangue e diminui a sua produção pelo fígado.
Considerações importantes:
- Levam um mês para iniciar a queda dos níveis de glicose.
- Necessitam controle da glicose no sangue.
- Reduzem o efeito dos anticoncepcionais.
- Devem ser tomados uma vez por dia durante a refeição principal.
- Devem ser usados com cuidado em caso de doença hepática ou cardíaca.

Classe 5 – Meglitinidas
Nome comercial: Starlix.
Modo de ação: Estimulam as células beta do pâncreas a produzirem mais insulina. Funcionam rápido e por curto

período, controlando o nível de glicose após as refeições.
Considerações importantes:
- Devem ser tomados com as refeições (15 minutos antes).
- São ideais para quem faz refeições irregulares, pois, ingeridos durante a refeição, controlam o nível de glicose logo após.
- Podem causar hipoglicemia.

Classe 6 – Inibidores do SGLT2

Modo de ação: O SGLT2 absorve 90% da glicose filtrada pelo rim de volta para a circulação. Pacientes com hiperglicemia têm mais SGLT2 e por isso reabsorvem mais glicose, mantendo altos seus níveis no sangue. Bloqueando a SGLT2, cai a reabsorção e a glicose é eliminada pela urina, controlando assim os níveis no sangue. Estes produtos contribuem também para a perda de peso.

Nomes comerciais: Jardiance, Forxiga.

Cuidado: Nunca tome antidiabéticos orais por conta própria. Vá ao médico.

Insulina, o último recurso

Quando os antidiabéticos orais não alcançam o objetivo de reduzir a glicose, seu médico indicará a necessidade do uso de insulina injetável.

TRATANDO HIPERTENSÃO COM MEDICAMENTOS

Monitorização Ambulatorial da Pressão Arterial

A monitorização ambulatorial da pressão arterial (MAPA) é a forma de medir a pressão a intervalos estabelecidos durante 24 horas, através de um gravador preso à cintura e conectado à braçadeira, que funciona automaticamente. A leitura é feita por meio de um computador, que imprime uma curva de tendência. Normalmente há queda da pressão durante a noite: é o "descenso noturno".

A curva diurna da pressão geralmente mostra as medidas mais altas entre 7 e 10 horas da manhã, quando existe maior atividade adrenérgica, ou seja, mais adrenalina sendo produzida pelo organismo. Essas variações normais da pressão durante um período denominam-se "ritmo circadiano". Há um ritmo circadiano diário segundo o qual a maior parte das crises hipertensivas ocorrem entre 7 e 10 horas da manhã. Há também um ritmo circadiano semanal em que as primeiras horas de segunda-feira são as que apresentam pressão mais alta. Fala-se até em ritmo circadiano mensal. É o nosso relógio interno sempre conectado e em funcionamento.

O MAPA é um método extremamente útil para investigar hipertensos de avental branco.

Monitorização residencial da pressão arterial

Com este método, o paciente recebe do médico um aparelho de medida digital da pressão e ele mesmo executa as medidas durante três a cinco dias em horários diferentes. O aparelho dispõe de um chip de computador que registra horários e pressão medida e elabora listas e curvas das pressões. É extremamente útil quando um novo medicamento anti-hipertensivo é iniciado ou quando há a tendência de elevação ao "avental branco".

Medicamentos anti-hipertensivos

Diuréticos tiazídicos

(Nomes químicos mais comuns: hidroclorotiazida, clortalidona, ciclopentatiazida, indapamida, bendrofluazida)

- Agem dilatando os vasos e aumentando ligeiramente a eliminação de urina, o que reduz o volume de líquido circulante e a pressão arterial.
- São prescritos em doses baixas para obter melhor efeito e evitar o diabetes e o aumento do ácido úrico (gota).
- Doses muito altas podem reduzir o potássio no sangue e a potência sexual, além de aumentar o colesterol.

Betabloqueadores

(Nomes mais comuns: atenolol, ismolol, metoprolol, nadolol, pindolol, sotalol, timolol)

- Funcionam bloqueando a ação da **adrenalina e noradrenalina**, os dois hormônios responsáveis pelo nosso sistema adrenérgico, que nos preparam para a fuga ou para a luta em situações de emergência. São os hormônios do stress.
- São eles também que aceleram a frequência do coração e aumentam a sua contração, fazendo subir a pressão arterial.
- Os **betabloqueadores** poupam o coração, baixando a frequência dos batimentos, reduzindo a força de contração e a pressão arterial.
- Eles não podem ser usados por asmáticos, pois também estreitam as vias aéreas do pulmão, causando um chiado na respiração chamado "broncoespasmo".
- Podem também esfriar as mãos e pés, reduzir a força muscular e interferir na potência sexual.
- Os betabloqueadores mais recentes têm ação mais seletiva sobre o coração e têm menos efeitos colaterais.

Bloqueadores do canal de cálcio

(Nomes mais comuns: amlodipina, diltiazem, nifedipina, verapamil, micardipina, isradipina)

- São chamados também antagonistas de cálcio.
- Agem bloqueando a ação contrátil do cálcio sobre a musculatura das arteríolas, que quando se estreitam são os vasos responsáveis pelo aumento da pressão.
- Provocam dilatação das arteríolas, o que normaliza a pressão.
- O inconveniente é que há dilatação também dos vasos cerebrais (o que pode ocasionar dores de cabeça), do rosto (causando rubor e calor) e das pernas (inchaço nos tornozelos).
- A amlodipina, de uso mais recente, tem poucos efeitos colaterais, mas pode provocar o inchaço dos pés.
- Apesar desses inconvenientes, os antagonistas de cálcio são bons medicamentos para prevenir ataques cardíacos e derrames cerebrais.

Inibidores da enzima conversora da angiotensina (ECA)

(captopril, cizalapril, enalapril, fosinopril, lisinopril, ramipril)

- Agem impedindo a ativação do hormônio angiotensina II, que provoca a contração dos vasos sanguíneos.
- Os inibidores da ECA fazem dilatação dos vasos e queda da pressão arterial.
- Têm também efeito protetor sobre os rins de hipertensos e diabéticos.
- Quando o coração tem dificuldades de bombear o sangue por dificuldades na sua contração, os inibidores da ECA são de grande valia, pois dilatam os vasos e reduzem o trabalho do coração, que passa a bombear contra resistências menores.

- O efeito colateral mais comum é o surgimento de uma tosse seca em 20% das mulheres e 10% dos homens, que só desaparece com a interrupção do medicamento.

Antagonistas do receptor da angiotensina

(losartan, irbesartan, valsartan, candersartan, telmisartan)

- Agem de forma semelhante aos inibidores da ECA, porém, em vez de bloquear a produção de angiotensina II, um potente vasoconstritor, inibem sua ação, bloqueando os pontos onde ela iria atuar (receptores).
- Têm efeito mais seletivo sobre a pressão arterial e não provocam tosse.
- São muito úteis quando há doença cardíaca ou renal associadas.
- Alguns deles (telmisartan, por exemplo) têm longa duração de ação, podendo ser usados em dose única no dia.

Alfabloqueadores

(doxazosina, terazosina, fenoxibenzamina, fentolamina, prazosina)

- Bloqueiam a ação da adrenalina sobre a musculatura dos vasos, que aumenta a pressão arterial através do seu estreitamento.
- Também relaxam a bexiga, o que é muito útil para idosos com próstata aumentada.

HIPERTENSÃO: a escolha do remédio

- A primeira escolha é um **diurético**, geralmente hidroclorotiazida.
- Outra possibilidade é usar um **betabloqueador, principalmente se houver** crises de angina (dor no peito).

- Se houver diabetes já diagnosticada, a associação de um diurético e de um **inibidor da enzima conversora da angiotensina (ECA)** é favorável.
- Da mesma forma, se houver insuficiência cardíaca está indicada a associação de diurético com inibidor da enzima conversora da angiotensina (ECA).
- Para hipertensão sistólica indica-se, principalmente nos idosos, diuréticos e **antagonistas de cálcio**.
- Quando há enxaqueca associada à hipertensão, usa-se betabloqueadores.
- Em pacientes com insuficiência renal, recomendam-se inibidores da ECA.
- Normalmente, um comprimido ao dia é suficiente para tratar a hipertensão de metade dos hipertensos.
- A outra metade terá que fazer uso de associação de remédios.
- Em torno de 10% necessitam três remédios ou mais em associação.
- Para facilitar, os medicamentos, em geral, podem ser tomados juntos no mesmo horário. Fale com seu médico.
- É preferível tomar dois ou três medicamentos em doses mais baixas do que um único em altas doses.
- Há muitos antagonistas de cálcio e betabloqueadores que já são produzidos com uma dose pequena de diurético tiazídico no mesmo comprimido, o que pode facilitar o tratamento.
- Os medicamentos modernos têm duração de ação de 24 horas. O uso de drogas três vezes por dia caiu de moda pelas dificuldades naturais.

Tudo isto pode parecer muito confuso. Mas não se preocupe: seu médico saberá qual o remédio mais indicado para sua situação.

COLESTEROL
tratando com medicamentos

Atualmente um número imenso e ainda crescente de pessoas usa medicamentos para tratar o colesterol. Fala-se que metade da população adulta americana já toma algum tipo de estatina para controlar esse inimigo. Esta é também uma forma de prevenir o avanço da aterosclerose: a ingestão de medicamentos para normalizar o colesterol.

Além dos medicamentos, mudanças no estilo de vida são essenciais para evitar o desenvolvimento da aterosclerose. Alimentação pobre em gorduras saturadas, exercício físico, controle da pressão arterial e do diabetes, vida profissional e financeira organizadas são alguns componentes de um bom estilo de vida.

Após três meses de mudança de hábitos para uma dieta com menos colesterol e gordura saturada e mais atividade física, se não houver efeitos sensíveis sobre o seu colesterol, o seu médico pode considerar necessário prescrever um medicamento para que ele baixe.

Mesmo tomando medicamentos, você deve continuar com hábitos saudáveis de alimentação e atividade física regular, além de controlar os outros fatores de risco para doenças cardíacas, entre eles fumo, hipertensão e diabetes.

A mudança de hábitos pode reduzir a quantidade de medicamentos necessária para se chegar ao nível de LDL saudável.

SUBSTÂNCIAS USADAS EM MEDICAMENTOS PARA INTERFERIR SOBRE O COLESTEROL E OS TRIGLICERÍDEOS

- Estatinas
- Fibratos
- Ácido nicotínico

- Ezetimibe
- Sequestradores de ácido biliar

Estatinas

As estatinas inibem uma enzima chamada HMG-CoA reductase, que controla a quantidade de colesterol produzida pelo fígado.

Os remédios à base de estatina reduzem a produção de colesterol e aumentam a capacidade do fígado de remover o colesterol LDL que já está no sangue.

Há sete tipos de drogas com estatinas no mercado no Brasil:

- **Lovastatina (Mevacor)**
- **Fluvastatina (Lescol)**
- **Pravastatina (Pravacol)**
- **Sinvastatina (Zocor)**
- **Sinvastatina + Ezetimibe (Vytorin)**
- **Atorvastatina (Lipitor)**
- **Rosuvastatina (Crestor)**

A estatina é a substância mais prescrita para baixar o colesterol. Os medicamentos indicados são os de referência.

Estudos feitos na Escócia, na Escandinávia e nos Estados Unidos usaram remédios com estatina **por determinado tempo** para reduzir o colesterol de uma população específica. Esses estudos mostraram que o remédio reduziu em média de 20% a 60% do LDL nos pacientes.

As estatinas devem ser tomadas junto com a refeição da noite ou antes de dormir, pois o corpo produz mais colesterol à noite.

Após algumas semanas já se pode ver os resultados; o efeito máximo ocorre entre quatro e seis semanas. Após seis a oito semanas, o médico pode fazer o primeiro monitoramento do seu nível de colesterol LDL. Depois da segunda medida, feita trinta dias após, pode-se ter segurança do uso do medicamento e da dose. Medidas semestrais costumam ser suficientes daí em diante, em casos mais leves. Pacientes com problemas de maior risco devem repetir as medidas a cada três meses.

Normalmente, as estatinas são bem toleradas pelos pacientes, mas alguns sentem desconforto estomacal, gases, constipação e dores abdominais ou cólicas. Esses sintomas são normalmente moderados e geralmente diminuem à medida que o corpo vai se acostumando ao remédio.

Raramente o paciente desenvolve anomalias nos testes de sangue para o fígado. E dificilmente ocorrem problemas musculares. Se você sentir dores musculares e fraqueza ou sua urina ficar marrom, contate o médico logo para checar possíveis problemas musculares (ex: mialgia e rabdomiólise).

As dores são migratórias, geralmente localizadas nas pernas e braços, e de intensidade variável. Se persistirem por dias, deve-se sempre pensar na possibilidade de terem sido causadas pelo remédio, que deve ser descontinuado para confirmar a suspeita. Em poucos dias, se o remédio for o responsável pelas dores, elas desaparecerão.

Fica claro que, se você necessita de medicamentos, deve tomá-los por toda a vida. Eles funcionam melhor a longo prazo, e sua interrupção leva ao retorno à situação anterior. Seu fígado não se corrige. Falando em fígado, a maioria dos remédios para colesterol são metabolizados nesse órgão. Por isso, durante o período em que estiver usando medicamentos, você deve controlar a função hepática medindo principalmente uma enzima do sangue chamada CK.

Além disso, é bom medir a cada seis meses outros definidores da função hepática, como GOT, GPT, Fosfatase Alcalina, Gama GT, DLH.

Se as enzimas hepáticas se elevarem, a medicação deve ser suspensa.

Da mesma forma, em caso de dores musculares mesmo com enzimas normais, deve-se suspender a medicação.

Recentemente, a disputa entre os fabricantes de vários tipos de estatina lembrou a guerra das cervejas. A verdade é que todos os medicamentos mencionados anteriormente se mostram eficazes com peculiaridades individuais que lhes conferem alguma vantagem sobre seus concorrentes. Os dois últimos da lista, a atorvastatina e a rosuvastatina, foram lançados mais recentemente e causam menos efeitos colaterais, são mais eficientes em baixar LDL e triglicérides e em aumentar o HDL.

Fibratos

Os fibratos agem baixando os níveis triglicerídeos (20 a 50%) e, secundariamente, aumentando o colesterol HDL (10 a 20%). Portanto, são usados quando se precisa baixar os triglicerídeos. Sua ação sobre o LDL é desprezível.

O fibrato mais usado chama-se Gemfibrozil. Ele é bem eficiente para pacientes com níveis altos de triglicerídeos. Porém, esse remédio não é recomendado para baixar o LDL.

Fibratos são normalmente prescritos em duas doses diárias, uma de manhã e outra à noite, trinta minutos antes das refeições. Eles são geralmente bem tolerados pelos pacientes. Os efeitos colaterais mais comuns dessa medicação são desconfortos gastrointestinais.

Está comprovada a redução do risco de ataque cardíaco com o uso desse medicamento.

Ácido nicotínico

É uma vitamina que atua sobre as gorduras. Provoca a redução da liberação de ácidos graxos pelas gorduras do corpo e, com isso, reduz a produção de colesterol pelo fígado.

O ácido nicotínico reduz os níveis de colesterol LDL de 10 a 20%, reduz os triglicérides de 20 a 50% e aumenta o HDL de 15 a 35%. É uma das substâncias que mais aumenta o colesterol bom.

Normalmente é prescrita uma dose inicial baixa e depois, gradualmente, eleva-se para uma dose diária de 1,5 a 3 gramas por dia.

Um dos efeitos colaterais dessa medicação é a ocorrência de calorões e rubor na face por conta da dilatação dos vasos sanguíneos. Isso pode ser diminuído se a medicação for tomada junto com as refeições ou se você tomar uma aspirina uma hora antes. Há um tipo de ácido nicotínico que tem liberação prolongada e que pode diminuir esse efeito.

Está comprovada a redução do risco de ataque cardíaco com o uso dessa droga.

Ezetimibe

É um inibidor da absorção do colesterol no intestino. É usado na dose diária de 10mg quando o paciente não tolera a estatina.

O ezetimibe potencializa a ação da estatina, podendo ser usado junto para reduzir a dose e assim aumentar a tolerância.

Isoladamente, seu uso reduz o LDL em 18%, os triglicérides em 5%, e o HDL aumenta discretamente em 1%. Mas a ação sobre o LDL e os triglicérides é muito mais eficaz quando a substância é associada à sinvastatina em doses baixas, equiparando-se então aos medicamentos compostos de estatina mais recentes (atorvastatina e rosuvastatina).

Sequestradores de ácido biliar

São medicamentos que atacam no intestino o ácido biliar, que contém colesterol em grande quantidade, não deixando que ele seja reabsorvido para a circulação e eliminando-o na evacuação.

Normalmente, o efeito desse remédio é baixar o colesterol total de 10 a 20%. Ele tem apenas uma discreta ação na redução do risco cardiovascular e do LDL, por isso é menos utilizado. E não baixa os triglicérides.

O sequestrador de ácido biliar mais conhecido é a colestiramina (Questran), disponível em tabletes ou em pó. Em pó, deve ser misturada com água ou suco de fruta e tomada de uma a duas vezes ao dia ou com as refeições. Pode causar prisão de ventre, edema, náusea e gases.

> **RECOMENDAÇÕES SOBRE O USO DA MEDICAÇÃO PARA BAIXAR O COLESTEROL**
>
> Não tome qualquer medicamento sem prescrição médica. Informe-se com seu médico sobre o medicamento que foi prescrito por ele. Pergunte sobre os efeitos colaterais e interações com outros medicamentos que você toma.

REABILITAÇÃO CARDÍACA: DEVOLVENDO O SEU CORAÇÃO ÀS PISTAS

A reabilitação cardíaca foi seguramente a área da cardiologia que mais se desenvolveu nos últimos anos. É simples observar o número de pessoas caminhando pelos parques, pela orla de nossas praias e pelas nossas ruas. O número de academias cresceu exponencialmente, a maioria delas lotadas desde muito cedo pela manhã. Indivíduos normais que percebem precocemente a importância do exercício físico têm menos infarto, menos necessidade de ponte de safena e, de carona, apresentam-se com menos câncer. Mas, infelizmente, um grande número de pessoas descobre a necessidade do exercício muito tarde, após o infarto, um stent ou ponte de safena.

Quem precisa se reabilitar

Não estamos aqui falando de indivíduos sadios. Estes devem se exercitar para evitar a doença. Mas, após o início de problemas cardíacos, todos os pacientes devem procurar programas de reabilitação. Infelizmente essa não é a realidade. Menos de 20% deles buscam reabilitação.

Deve se reabilitar:

- Quem apresenta angina.
- Quem já teve um ataque cardíaco, ou seja, um infarto.
- Quem fez angioplastia coronária.
- Quem fez cirurgia de ponte de safena ou mamária.
- Quem fez cirurgia de válvula cardíaca.
- Quem fez transplante cardíaco.

Um coração submetido a qualquer procedimento invasivo deve ser reabilitado para voltar à vida normal. No caso de uma cirurgia de ponte de safena, tudo inicia já no hospital através de fisioterapia respiratória e também motora para recuperar o paciente com maior rapidez. Esta fisioterapia continua depois em casa por um mês, acrescida de caminhadas diárias. De início uma pequena caminhada de manhã e outra à tarde. Depois, à medida que os músculos e a disposição vão se restabelecendo, caminhadas de um quilômetro por dia até o final do primeiro mês, aumentando em distância e velocidade nos meses subsequentes. A caminhada é o segredo da reabilitação cardiovascular em todas as idades. Raramente são necessários outros mecanismos de reabilitação. Porém, o ideal é que as caminhadas diárias se mantenham para o resto da vida. É o mecanismo de reabilitação mais simples e mais barato, pois exige somente um tênis e boa vontade. Qual o ritmo e a duração dessa caminhada? Quarenta minutos, no plano, na velocidade de quem está com pressa. Ou seja, entre 5-6 km/hora.

Há diferenças na adesão à reabilitação de quem se submeteu a uma cirurgia ou a um stent de coronária. A cirurgia, por ser mais invasiva, marca mais. O paciente lembra-se dela por um longo prazo, recorda dia e hora em que foi operado. Por isso mesmo adere à reabilitação com mais seriedade. O implante de um stent é um evento mais rápido e menos invasivo. A permanência no hospital não passa de dois ou três dias. Por isso há menos aderência à reabilitação e à prevenção. Mas a doença cardíaca é a mesma e necessita cuidados especiais para o resto da vida. A caminhada é o principal mecanismo de prevenção de novos episódios de sintomas cardíacos.

O exercício é apenas um componente da reabilitação. É importante a modificação de maus hábitos em favor de uma vida mais saudável. A isso chamamos "mudar o estilo de vida". Alguns tópicos a serem abordados e corrigidos.

- Alimentação
- Peso
- Controle do stress
- Controle da pressão arterial
- Controle do colesterol
- Parar de fumar
- Programar o lazer
- Introduzir o exercício na rotina

É óbvio que outras modificações são necessárias, como viver dentro do orçamento, intensificar a vida em família, ter prazer na profissão. O retorno à atividade profissional após um evento cardíaco deve ser momento de comemoração. Se, ao contrário, é mais um peso a ser enfrentado, siga meu conselho, mude de profissão.

CUIDADO COM A DEPRESSÃO!

Não é incomum ocorrer depressão após um evento cardíaco. Quem se achava antes saudável e forte agora enfrenta suas fragilidades e, mais do que isso, encara o risco de vida. É comum e até necessário buscar aconselhamento psicológico durante essa fase. Os primeiros noventa dias são os mais críticos. Depois desse período revela-se nossa imensa capacidade de adaptação e, infelizmente, erros antigos podem voltar a ser cometidos. Dedicar-se ao controle do stress neste período é extremamente importante. E aprender novas formas de conviver com dificuldades crônicas que perturbam a tranquilidade, mas são impossíveis de serem modificadas e devem simplesmente ser aceitas com resignação e paciência.

  É comum nessa fase o surgimento de medos. Medo de morrer, medo de que a doença retorne, medo de não conseguir voltar adequadamente ao trabalho, medo do declínio sexual. Medo de nunca voltar a ser o mesmo, medo do conceito de fraqueza que outros terão ao meu respeito. Também pode ocorrer certa revolta com a situação, com parentes e amigos. A pergunta recorrente é: "Por que eu, por que tudo isso comigo?". Nos primeiros meses após um evento cardíaco é muito comum a diminuição da atividade sexual e da libido. O retorno ocorre com o tempo e com o restabelecimento da autoestima. Costumo dizer a meus pacientes: "Tudo isso vai passar. E, infelizmente, em algum tempo você terá esquecido de tudo o que ocorreu e poderá voltar a cometer os mesmos erros da vida passada. Cuidado, não volte a ser quem você foi".

QUINTA PARTE

APÊNDICE

EXAMES DIAGNÓSTICOS PARA PREVENIR E REMEDIAR

O CORAÇÃO NA BANCADA DE TESTES: OS VÁRIOS MÉTODOS PARA DETECTAR DOENÇAS

A moderna cardiologia tem à disposição um número significativo de testes diagnósticos. Eles foram incorporados progressivamente nos últimos cinquenta anos, sem desprezar o eletrocardiograma, que foi uma descoberta dos primeiros dias do século XX e ainda continua sendo usado. Os **testes diagnósticos** são divididos por conveniência em **invasivos e não invasivos**. **Teste invasivo** é considerado o exame que introduz alguma sonda ou cateter ou faz alguma incisão através da pele. Há testes mais ou menos invasivos. Por exemplo, há os que dependem de uma injeção de contraste em uma veia periférica. Há outros que exigem a introdução de cateteres até o coração.

Na outra ponta há os **testes não invasivos**, que permitem avaliação diagnóstica sem invadir o paciente. O eletrocardiograma é o mais antigo deles.

ELETROCARDIOGRAMA

Desde o início de sua utilização, em 1904, por Einthoven, um físico holandês, o eletrocardiograma tem sido continuamente utilizado. Hoje, o ECG, como é popularmente denominado, faz parte de qualquer consulta com cardiologista.

Como funciona

São colocados eletrodos sobre a pele dos braços, pernas e tórax, conectados a um aparelho que capta e registra o campo eletromagnético gerado em cada batimento cardíaco. É um método simples que permite uma série de informações.

O que mostra o ECG?

Pode mostrar:
- Um infarto em progressão
- Um infarto antigo já cicatrizado
- Presença de isquemia miocárdica cujo sintoma principal é a angina
- Informações sobre o funcionamento elétrico do coração, arritmias, bloqueios, disparos ou pausas entre os batimentos
- Espessura aumentada das paredes do coração
- Aumento dos átrios e dos ventrículos
- Problema com o pericárdio (saco que evolve o coração).

Teste ergométrico ou eletrocardiograma de esforço

É o ECG feito em esteira ou bicicleta, também chamado teste de stress. O aumento progressivo do esforço faz acelerar a frequência cardíaca, testando a capacidade de irrigação não só do próprio coração, mas de todo o organismo. É o teste absolutamente necessário no check-up após os quarenta anos.

Como funciona?

O paciente com eletrodos na superfície do tórax conectados ao equipamento de teste é colocado a caminhar em uma esteira que aumenta progressivamente não só a velocidade, mas também a inclinação. Aumentando o grau de dificuldade, a frequência cardíaca e a pressão arterial tendem a subir. O ECG e a pressão são registrados continuamente para observar suas alterações durante o exercício.

O que mostra?

- A presença de áreas do coração com isquemia, ou seja, com pouca irrigação devido à obstrução do fluxo em uma artéria coronária, causa alterações no ECG.
- Diferencia angina de outras dores torácicas.
- Define a capacidade aeróbica do indivíduo e sua aptidão e segurança para realizar exercícios.
- Define a gravidade de arritmias, sendo as mais benignas as que desaparecem durante o exercício.
- Indica o desempenho muscular e vascular das pernas.
- Indica o comportamento da pressão arterial ao esforço e ao stress. Muitos ficam sabendo que estão hipertensos ao fazer a ergometria.

MAPA (Monitorização ambulatorial da pressão arterial)

São feitas medidas da pressão arterial durante 24 horas, gravadas em um pequeno receptor fixado na cintura do paciente.

Como funciona?

Um manguito de pressão arterial é fixado no braço e conectado a um dispositivo eletrônico que aciona automaticamente a medida da pressão em intervalos predeterminados.

O que mostra?

Identifica a tendência à hipertensão nos vários períodos do dia e a eficiência do tratamento com anti-hipertensivos.

Holter

É o ECG gravado durante 24 horas através de um pequeno receptor fixado à cintura do paciente e conectado ao tórax por placas ou eletrodos colados à pele que detectam o sinal eletromagnético gerado pelo coração.

Como funciona?

Na prática é um minieletrocardiógrafo que registra o ECG em um chip que depois é lido e interpretado em um computador com software específico para isso.

O que mostra?

Principalmente arritmias, pausas de batimento ou disparos do coração. Determina o grau de gravidade da arritmia definindo se ela se origina nos átrios ou nos ventrículos. Também identifica a presença de isquemia por oclusão das coronárias.

Monitor de eventos

Quando as arritmias não são detectáveis pelo holter de 24 horas, por não serem frequentes, utiliza-se um pequeno detector que é usado por dias ou semanas, sendo ativado no momento em que o paciente sente a arritmia.

Como funciona?

É semelhante a um holter, porém com capacidade para longos períodos de captação do ECG. Para maior tempo de detecção, alguns desses aparelhos fazem *download* diário pela internet e enviam para uma central, que interpreta e acumula os dados.

O que mostra?

Serve para identificar arritmias de ocorrência rara, mas com gravidade potencial. Por exemplo, tonturas intensas inexplicáveis, perdas súbitas e rápidas de consciência sem outras causas.

Ecocardiograma transtorácico

Foi o grande avanço da cardiologia na segunda metade do século XX. O que antes só podia ser ouvido pelo estetoscópio, o ecocardiograma passou a mostrar com imagens em movimento. É o melhor mecanismo para observar a anatomia do coração, seu funcionamento e o fluxo de sangue através dele.

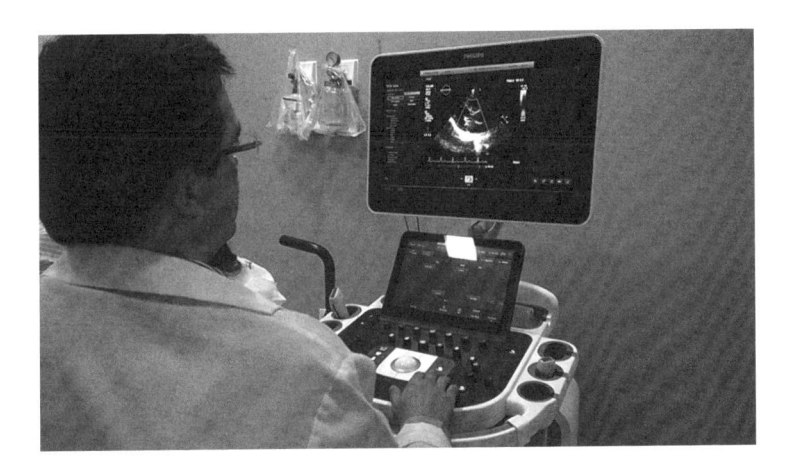

Como funciona?

Utiliza o mesmo princípio do sonar dos navios, que geram uma onda sonora e recebem o seu eco. A sonda é o transdutor que é encostado na parede do tórax e gera uma onda sonora para o coração e recebe seu eco, que passa a ser registrado em imagens em movimento. Os equipamentos hoje estão muito sofisticados, com imagens bi e até tridimensionais.

O que mostra?

- O funcionamento detalhado das quatro válvulas cardíacas e suas alterações, como vazamento (chamado por nós de insuficiência), ou seu estreitamento (estenose).
- A contração do coração em cada batimento, medindo o volume de sangue ejetado em cada sístole. A isso chamamos de **fração de ejeção**.
- Áreas do músculo cardíaco que não se contraem porque já sofreram um infarto ou tiveram sua contração reduzida por isquemia.
- Tamanho das câmaras, espessura das paredes, diâmetros etc.
- A presença de um defeito congênito na formação do coração, identificando a sua anatomia e o seu funcionamento.

Ecocardiograma transesofágico

É o mesmo método do ecocardiograma transtorácico que utiliza uma sonda e um transdutor introduzido através do esôfago até a região atrás do coração. Pela proximidade com as estruturas cardíacas, as imagens obtidas são claras e precisas.

O que mostra?

- Coágulos dentro do coração.
- Válvulas cardíacas e sua forma de funcionamento.
- Presença de infecção nas válvulas cardíacas.
- Calcificação das válvulas do coração.
- Aorta e seus ramos, identificando a presença de aneurisma ou dissecção.

Ecocardiograma de stress

É o mesmo método anterior, simulando stress ou exercício com uma droga chamada dobutamina, que acelera a frequência do coração. Tem função semelhante ao teste ergométrico, com a vantagem de mostrar imagens do coração durante o stress provocado pela medicação.

O que mostra?

Mostra a redução de fluxo e a irrigação de uma coronária, o que resulta em redução da contração das paredes no território irrigado por aquela artéria. Serve para identificar doença das coronárias. Sempre que o fluxo e a irrigação de uma coronária são reduzidos por uma obstrução há também redução da contração no território irrigado por aquela artéria.

Ressonância Nuclear Magnética (RNM)

Apesar de ser mais utilizada para o estudo de ossos e articulações, a ressonância vem se tornando mais útil na cardiologia.

Como funciona?

Utilizando grandes e potentes campos magnéticos, pode-se formar imagens computadorizadas sem os problemas gerados pelos raios X. Ou seja: pode-se fazer tantas ressonâncias quantas forem necessárias sem gerar o risco de acúmulo de radiação no organismo. O princípio foi descoberto por um físico alemão chamado Schumann, que percebeu que todos os corpos sólidos vibram. Seus átomos têm uma frequência própria de vibração. A captação dessa vibração diferente para cada órgão é que permite gerar imagens fantásticas das estruturas do corpo. Os aparelhos utilizados para esse exame ainda são desconfortáveis pelo espaço exíguo em que o paciente é encaixado e pelo ruído de batidas fortes. Aconselho a usar durante o exame um desses "plugs" auriculares e um tapa-olho usado em voos prolongados, para atenuar o ruído e a sensação de claustrofobia.

O que mostra?

- O músculo cardíaco e o pericárdio em torno do coração.
- Defeitos estruturais do coração.
- Áreas em que o músculo está alterado por isquemia ou por necrose devido a um infarto.
- Aorta e seus ramos, identificando a presença de aneurisma ou dissecção.
- Defeitos congênitos do coração.

ANGIORRESSONÂNCIA NUCLEAR MAGNÉTICA

Com o mesmo princípio já descrito acima, analisa as artérias e a composição de placas de gordura, levando ao diagnóstico precoce de doença coronária. Utiliza contraste para a melhor identificação das artérias.

ANGIORRESSONÂNCIA NUCLEAR MAGNÉTICA DE STRESS

Através do uso de dobutamina intravenosa, a frequência do coração é acelerada, permitindo comparar a perfusão do músculo cardíaco em repouso e sob aceleração. É um método crescente em utilização para identificar isquemia por obstrução das coronárias.

Angiotomografia computadorizada das coronárias e de outras artérias (Angio TC)

Como funciona?

São equipamentos constituídos por um arco aberto no qual se situam câmeras (usualmente 16, 64 ou 128) que filmam simultaneamente a passagem de um contraste injetado na veia do braço. Posteriormente, um poderoso computador integra e digitaliza as imagens com cortes de 0,3mm, o que permite reconstruir artérias coronárias ou vasos maiores como a aorta, dando uma ideia muito precisa de sua luz, placas de gordura (ateromas), obstruções e dilatações. Sua limitação é a determinação da luz de uma artéria coronária quando esta for muito calcificada, pois o cálcio impede a visualização do seu interior.

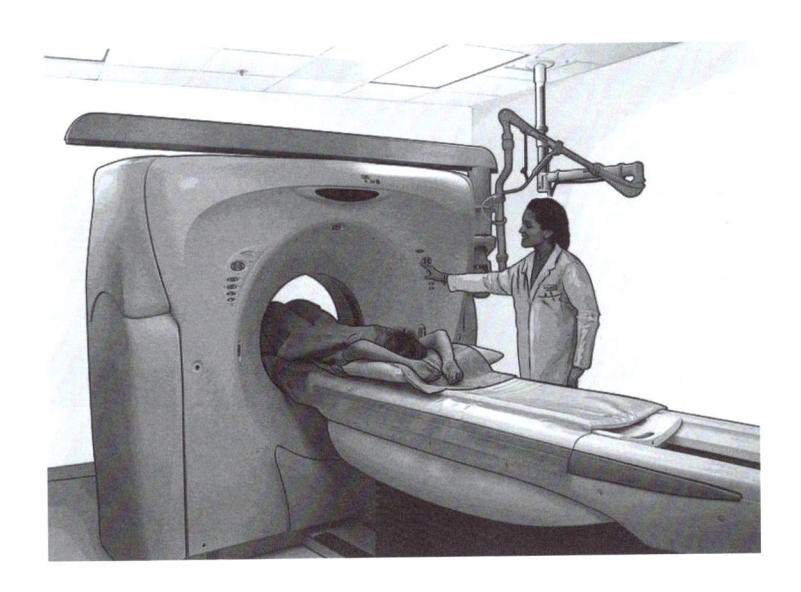

O que mostra?

- A anatomia dos vasos com muita precisão e imprime as imagens como se estivéssemos vendo a artéria real.

- Permite calcular o **escore de cálcio** que corresponde à maior ou menor gravidade da doença arterial, pois analisa a quantidade de cálcio presente nas coronárias, ou seja, a carga aterosclerótica do paciente e seu risco de sofrer um infarto. O escore ideal é zero. Escores acima de 400 já indicam preocupação. Seu cardiologista saberá o que fazer.
- Permite com menor invasão do que o cateterismo estabelecer o risco que o paciente apresenta de ter um infarto.
- Permite também efetuar medidas da aorta, principalmente ao acompanhar a evolução de um aneurisma.
- Permite medir válvulas cardíacas em seu formato e tamanho. Não analisa fluxo através de artérias e válvulas.
- Permite avaliar alterações em artérias de todo o corpo.

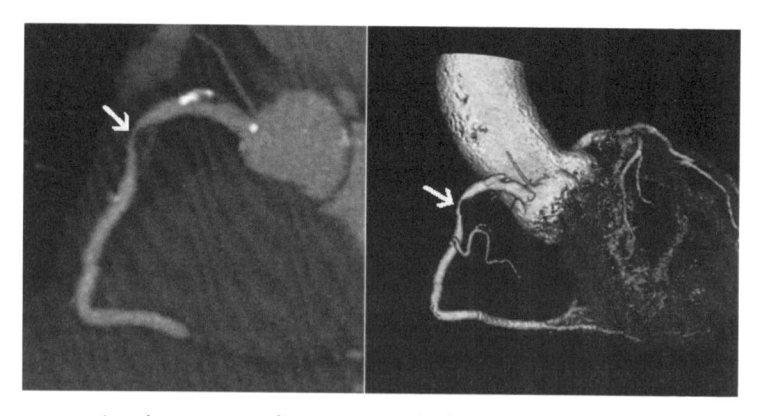

Angiotomografia mostrando lesão na coronária

Estudo eletrofisiológico

Os cardiologistas dedicados ao estudo das arritmias cardíacas são chamados eletrofisiologistas. Utilizam as mesmas técnicas de cateterismo para identificar a origem das arritmias através de cateteres posicionados dentro do coração. Frequentemente no mesmo procedimento diagnóstico é feita a correção da arritmia pela emissão de uma onda de radiofrequência que desagrega ou interrompe a passagem do estímulo elétrico anômalo. A esse procedimento chamamos **ablação**.

O que mostra?

- A origem de arritmias por aceleração do coração, definindo se são benignas ou malignas de acordo com o local onde são geradas.
- Identifica a presença de bloqueios do estímulo cardíaco, o que pode indicar a necessidade do implante de um marca-passo.
- A necessidade de ablação de um foco de origem de arritmias.
- Doença coronariana, angina, infarto.

O QUE VOCÊ PRECISA SABER SOBRE SUPLEMENTAÇÃO DE VITAMINAS, MINERAIS E COMPLEMENTOS NUTRICIONAIS

Vitaminas são produtos nutricionais de diferentes fórmulas químicas que, em pequena quantidade, são essenciais para o metabolismo e o desenvolvimento do organismo. Pelo fato de a maioria das vitaminas não ser produzida em quantidade suficiente pelo organismo, precisam ser suplementadas pela alimentação. As vitaminas são divididas em dois grupos: as lipossolúveis, solúveis em gorduras, e, portanto, armazenáveis no organismo, e as hidrossolúveis, que não podem ser armazenadas. De modo geral, a alimentação usual já fornece as vitaminas necessárias em quantidade suficiente. No entanto, com o passar dos anos, a absorção pelo organismo diminui e a suplementação por via oral é aconselhável. As vitaminas lipossolúveis são A, D, E e K.

Vitamina A (retinol)

Importante para ter olhos, ossos e pele sadios. Sua falta pode provocar deficiência imunológica e vulnerabilidade às infecções.

Valor diário necessário: 5.000 UI (Unidades Internacionais)
Limite máximo: 10.000 UI
Fontes naturais: cenoura, manga, abóbora, batata doce, espinafre, vagem e ervilha. Frutas amareladas e verduras folhosas verde-escuras que contêm betacaroteno (chamado de provitamina, pois se transforma em vitamina A). Como é solúvel em gordura, sua fonte principal é fígado de boi e de aves e ovos.
Outros fatos: Remédios que impeçam a absorção de gorduras também afetam a sua absorção (Orlistat, por exemplo).

Vitamina D

Ajuda a absorver o cálcio dos alimentos. Deposita cálcio e fósforo nos ossos.

Valor diário necessário: 400 UI

Limite superior: 2.000 UI

Fontes naturais: sol (tomar sol no verão mantém armazenada a vitamina D até o inverno), cereais, ovos, arenque, leite (principalmente os adicionados), salmão, sardinha, queijos magros, iogurte.

Vitamina E (d-alfatocoferol)

Neutraliza os radicais livres, que podem causar doença cardíaca e câncer. Estimula o sistema imunológico. Protege os diabéticos dos danos causados pela doença. É antioxidante.

Valor diário necessário: 30 UI.

Recomendado para evitar doença cardíaca: 400 UI

Limite superior: 1.200 UI

Fontes naturais: Óleos de milho, de girassol e de soja, espinafre, germe de trigo, grãos integrais, semente de girassol, feijão.

Vitamina K

É essencial para a coagulação do sangue.

Valor diário necessário: 80 mcg

Limite superior: 30.000 mcg

Fontes naturais: Brócolis, couve-flor, fígado, vegetais verdes folhosos, óleo de soja. É absorvida com a gordura. Não é necessário suplementar vitamina K por meio de comprimidos.

Outros fatos: Os pacientes que tomam medicamentos anticoagulantes devem continuar ingerindo os alimentos que contêm vitamina K.

Tiamina – Vitamina B_1

Ajuda o organismo a transformar carboidratos em energia. Ajuda o cérebro a usar a glicose.

VALOR DIÁRIO NECESSÁRIO: 1,5mg
LIMITE SUPERIOR: 50mg
FONTES NATURAIS: Ervilha, vagem, feijão, carnes em geral, pão, presunto, cereais (como aveia), laranja, massa, arroz, germe de trigo.

RIBOFLAVINA (COMPLEXO B)

Ajuda a produção de energia nas células. Também é antioxidante, ajudando a prevenir câncer e neutralizando os radicais livres.
VALOR DIÁRIO NECESSÁRIO: 1,7mg
LIMITE SUPERIOR: 200mg
FONTES NATURAIS: Aspargo, brócolis, cereais, feijão, grãos, leite, espinafre, iogurte, frango.
OUTROS FATOS: Quem usa álcool em quantidade e toma pílula contraceptiva deve suplementar o complexo B, pois tem absorção reduzida de riboflavina.

NIACINA (ÁCIDO NICOTÍNICO)

Ajuda o organismo a utilizar o açúcar e os ácidos graxos. Baixa o colesterol ruim (LDL) e sobe o bom (HDL). Reduz reações alérgicas por inibir a produção de histamina.
VALOR DIÁRIO: 20mg
LIMITE SUPERIOR: 200mg
FONTES NATURAIS: Pão, cereais, peito de galinha, carne de vitela e atum.
OUTROS FATOS: A falta de niacina causa "pelagra", uma doença hoje rara, que causa inflamação da pele, diarreia e morte.

VITAMINA B_6 (PIRIDOXINA)

Ajuda a produzir anticorpos para combater as infecções. Também ajuda a formar neurotransmissores, produtos que permitem aos neurônios comunicar-se entre si.
VALOR DIÁRIO NECESSÁRIO: 2mg

LIMITE SUPERIOR: 100mg
FONTES NATURAIS: abacate, banana, carne vermelha, aves, ovos, aveia, óleo de soja, amêndoas, amendoim, arroz integral, trigo integral, feijão.

VITAMINA B_{12} (COBALAMINA)

Ajuda a formar a capa de proteção dos nervos (mielina). Sua falta faz subir os níveis de homocisteína, que pode obstruir vasos e causar infarto (veja, abaixo, ácido fólico). É também importante na formação de glóbulos vermelhos. Sua falta causa "anemia perniciosa".
VALOR DIÁRIO NECESSÁRIO: 6mcg
LIMITE SUPERIOR: 3.000mcg
FONTES NATURAIS: mariscos, presunto, caranguejo, ostra, salmão, atum e carnes em geral e outros produtos animais.
OUTROS FATOS: Vegetarianos podem ter deficiência de B_{12} e devem suplementá-la.

ÁCIDO FÓLICO (VIT. B_9)

É essencial na formação do DNA de células novas. Reduz os níveis sanguíneos de homocisteína, um aminoácido encontrado na carne vermelha e no café, que está sendo responsabilizado pelos infartos em indivíduos jovens, magros e sem colesterol elevado. Protege contra câncer do pulmão, cólon e útero. Está clara a sua participação nos mecanismos de multiplicação das células, sendo sua falta uma das principais causas de malformações congênitas da medula e do cérebro. Recentemente um estudo observacional identificou sua participação na prevenção de doença coronária (aterosclerose) através da antagonização de homocisteína,

    O uso de 400mcg de ácido fólico parece ser fundamental para homens e mulheres, pois o Food and Drug Administration determinou sua adição em quase todos os produtos alimentares de pacote (sucrilhos, biscoitos etc.) nos Estados Unidos.

Como o nome diz, está presente em folhas verdes, necessitando reposição devido à dificuldade de ingestão alimentar suficiente.

VALOR DIÁRIO NECESSÁRIO: 400mcg

LIMITE MÁXIMO: 1.000mcg

FONTES NATURAIS: folhas verdes, como o nome já diz (de preferência cruas, pois quase 50% do ácido fólico perde-se no preparo dos alimentos, pela luz e calor), aspargo, feijão, brócolis, legumes, cereais, suco de laranja, espinafre.

Biotina (Complexo B)

Ajuda o organismo a transformar os alimentos em energia (proteína e gordura). Diabéticos têm níveis baixos de biotina, e a suplementação com pílulas pode ajudar a regular o açúcar no sangue.

VALOR DIÁRIO NECESSÁRIO: 300mcg (não há necessidade de suplementação)

LIMITE SUPERIOR: 2.500mcg

FONTES NATURAIS: couve-flor, levedura de cerveja, cereais, milho, gema de ovo, leite, amendoim, soja em grãos, castanhas.

Ácido pantotênico

Ajuda a converter alimentos em energia e na síntese de hormônios e utilização de gorduras e colesterol.

VALOR DIÁRIO NECESSÁRIO: 10mg

LIMITE SUPERIOR: 1.000mg

FONTES NATURAIS: cereais, cogumelos, amendoim, salmão, grãos integrais. Perto de 50% do conteúdo de ácido pantotênico é perdido no processamento dos alimentos. Portanto, preferir grãos integrais.

Eletrólitos e sais minerais.

CÁLCIO

Usado na formação de ossos e dentes, participa na coagulação e na contração do coração

VALOR DIÁRIO NECESSÁRIO: Crianças: 800 a 1.200mg
Jovens: 1.500 a 1.800mg
Adultos: 1.000mg
Idosos: 1.500 mg

LIMITE MÁXIMO: 2.500mg

FONTES NATURAIS: brócolis, leite, queijo, suco de laranja, salmão, iogurte.

CROMO

Junta-se à insulina para queimar a glicose. Sua falta pode gerar a intolerância à glicose, fase inicial do diabetes. Sobe também o colesterol bom, HDL.

VALOR DIÁRIO NECESSÁRIO: 120mcg
LIMITE SUPERIOR: 1.000mcg
FONTES NATURAIS: brócolis, suco de frutas, presunto.

COBRE

Participa na formação do tecido conjuntivo, que liga e dá estrutura a vários órgãos do nosso corpo, como coração e vasos.

VALOR DIÁRIO NECESSÁRIO: 2mg
LIMITE SUPERIOR: 9mg
FONTES NATURAIS: Vagem, ervilha, feijão, cacau em pó, cogumelos, castanhas, sementes, grãos integrais, ostras.

FLÚOR

Fortalece os dentes e os ossos.

VALOR DIÁRIO NECESSÁRIO: Crianças: 1 a 2,5mg
Adultos: 1,5 a 4mg

LIMITE SUPERIOR: 10mg
FONTES NATURAIS: água fluorada, peixes de água salgada.

Iodo

Usado pela tireoide para produzir o hormônio tiroxina, que regula o metabolismo.

VALOR DIÁRIO NECESSÁRIO: 150mcg
LIMITE SUPERIOR: 1.000mcg
FONTES NATURAIS: pão, sal iodado, lagosta, peixes de água salgada, leite, ostras, camarão.

Ferro

Participa na formação de hemoglobina, que transporta oxigênio no sangue (nos glóbulos vermelhos). Deposita-se na medula óssea, fígado e baço.

VALOR DIÁRIO NECESSÁRIO: 18mg
LIMITE SUPERIOR: 65mg
FONTES NATURAIS: feijão, batatas, cereais, ostras, mariscos, semente de abóbora, soja em grão, carnes em geral, mas principalmente as vermelhas. Excesso de consumo de ferro faz aumentar a **ferritina,** que é o depósito de ferro nos vários órgãos, alterando funções metabólicas. Quando a **ferritina** passa de 900mg, são indicadas sangrias, obrigando o organismo a utilizar o ferro de depósito para a formação de novos glóbulos vermelhos.

Magnésio

É essencial para desenvolver dentes e ossos sadios. Participa da função cardíaca, evitando arritmias, e contribui no tratamento da asma e da hipertensão.

VALOR DIÁRIO NECESSÁRIO: 400mg
LIMITE SUPERIOR: 700mg
FONTES NATURAIS: abacate, batata, banana, brócolis, arroz integral, aveia, espinafre, iogurte, feijão.

Manganês

Participa de inúmeras reações químicas no organismo que auxiliam na formação de ossos, cartilagens, tecido conjuntivo e cérebro.

VALOR DIÁRIO NECESSÁRIO: 2mg
LIMITE SUPERIOR: 10mg
FONTE NATURAL: cacau em pó, castanhas, suco de abacaxi (há 2mg de manganês em um copo de suco de abacaxi), sementes, chá, germe de trigo, grãos integrais, feijão. A dieta normal já fornece o suficiente.

Molibdênio

Participa na produção de hemoglobina do glóbulo vermelho, que transporta oxigênio pelo organismo. É parte de enzimas que participam na produção de proteínas.

VALOR DIÁRIO NECESSÁRIO: 75mcg
LIMITE SUPERIOR: 350mcg
FONTES NATURAIS: feijão, cereais, leite e derivados, vegetais folhosos escuros, grãos integrais. A dieta normal fornece a quantia necessária.

Fósforo

Junto com o cálcio, ajuda na formação dos ossos, onde se deposita 85% do total absorvido pelo organismo. Também participa na formação do DNA, dos genes e das reações bioquímicas que liberam energia para o corpo.

VALOR DIÁRIO NECESSÁRIO: 1.000mg
LIMITE SUPERIOR: 4.000mg
FONTES NATURAIS: carnes vermelhas, brócolis, peito de galinha, leite, salmão, iogurte, aveia. Existe o suficiente na dieta normal.

Potássio

Mantém a função arterial pelo bombeamento de sódio e potássio através da membrana da célula. Também é necessário para manter a contração muscular, a atividade elétrica do coração e dos nervos. Evita arritmias do coração. Sua falta induz câimbras.

Valor diário necessário: 3.500mg
Limite superior: 4.500mg
Fontes naturais: Pêssegos secos, banana, batatas, espinafre, ameixa, suco de laranja, tomate.

Selênio

Protege dos radicais livres que podem causar câncer e doença cardíaca. É antioxidante (ver vitamina E). Ajuda a manter o vírus HIV sob controle.

Valor diário necessário: 55mcg
Limite superior: 200mcg
Fontes naturais: Castanha de caju, mariscos, caranguejo, lagosta, ostra, grãos integrais.

Zinco

Importante na cicatrização e proteção imunológica. Há maior necessidade na gravidez, lactação e fase de crescimento, e convalescença de cirurgias, pela sua participação na formação de novas células.

Valor diário necessário: 15mg
Limite superior: 30mg
Fontes naturais: Carnes vermelhas, especialmente cordeiro, ovos, castanhas, ostras, iogurte, grãos integrais, feijão.

CARDÍACOS, OU CARDIOPATAS, PODEM VIAJAR?

Foram-se os tempos em que os cegos não andavam pelas ruas, os excepcionais não conviviam com a sociedade, os paraplégicos não frequentavam shopping centers e os cardíacos não viajavam. Lembro-me que, durante os primeiros anos de minha carreira, os infartados eram tratados como vasos de cristal. Nenhum esforço físico adicional, por anos, nenhum exercício. Simplesmente o sedentarismo e a ociosidade. Felizmente esses tempos passaram. Hoje, após um infarto do miocárdio devidamente tratado, os indivíduos são envolvidos em programas de reabilitação e tornam-se, às vezes, melhores atletas do que os não infartados.

Por isso, as restrições de viagem desapareceram. É óbvio que, no primeiro mês após o infarto, somente viagens necessárias devem ser realizadas como, por exemplo, retornar à sua cidade após hospitalização para tratamento de um infarto do miocárdio. Isto porque, no primeiro mês após o infarto, concentram-se as maiores complicações, tornando-se estas mais raras após esse tempo.

Passado esse período, os pacientes são levados à reabilitação por exercício físico. A partir daí, na maioria dos casos, as viagens estão liberadas, porque a medicação já está estabelecida, os sintomas já não existem, a avaliação diagnóstica do risco de novos infartos já foi concluída.

Obviamente, o cuidado com a medicação é fundamental. Os remédios viajam junto. Uma paciente cardíaca disse-me que, enquanto a bolsa dos remédios fosse menor do que a bolsa do toalete pessoal e maquiagem, ela seguiria viajando.

Geralmente, os infartados que não viajam justificam-se de três formas:
1. Se acontecer algo comigo, a barreira da língua não será um transtorno?

2. Como conseguirei atendimento médico em uma situação de urgência?
3. Vou ficar ansioso? Vou fazer esforços? Não sei se terei condições.

Os três problemas são verdadeiros, porém, como outros cardíacos já viajaram antes, aos milhares, a solução para eles já está estabelecida. Em qualquer lugar do mundo onde existe fluxo de turistas, há também uma organização médica de apoio para emergências que leva em consideração as dificuldades com a língua. Por outro lado, a viagem pode trazer ansiedades e esforços. A avaliação do médico é fundamental. No entanto, respondendo ao questionário abaixo, pode-se agrupar os pacientes em três faixas de risco. Obviamente, só os de baixo risco podem viajar.

Questionário para cardiopatas que pretendem viajar

1. Quando você teve a última crise de angina?
   a) nos últimos 30 dias
   b) de 30 dias a 6 meses
   c) de 6 a 12 meses
   d) há mais de 1 ano
   e) nunca

2. Você tem tido dores anginosas regularmente?
   a) todos os dias
   b) todas as semanas
   c) 1-3 vezes por mês
   d) 1-3 vezes nos últimos dois meses
   e) nunca

3. Que tipo de esforço lhe causa dor no peito ou desconforto ou cansaço?
   a) correr 100 metros
   b) subir dois lances de escadas
   c) caminhar 100 metros no plano
   d) subir um lance de escadas
   e) nenhuma das opções acima

4. Você tem dor ou desconforto no peito quando:
   a) recebe uma má notícia
   b) se incomoda com parentes ou amigos
   c) se assusta
   d) apanha frio
   e) nenhuma das opções acima

5. Com que frequência você tem inchaço nos dois pés:
   a) sempre inchados
   b) já acorda de manhã com eles inchados
   c) no fim do dia ou em viagem
   d) ocasionalmente ficam inchados
   e) nunca estão inchados

6. Você tem falta de ar quando:
   a) em repouso
   b) corre cem metros
   c) sobe dois lances de escada
   d) caminha cem metros
   e) nenhuma das opções acima

7. Você toma os seguintes grupos de medicamentos vasodilatador coronário:
   a) betabloqueador

b) outro remédio para angina
c) todos acima
d) nenhum dos acima

8. **Você tem pressão elevada?**
   a) está sempre elevada
   b) elevada só pela manhã
   c) elevada às vezes durante o dia
   d) elevada ocasionalmente, durante esforços e emoções
   e) sempre normal

Se as respostas forem cinco ou mais **A**, você não deve viajar. Se forem cinco ou mais **E**, parabéns, você está em forma. Se se distribuírem entre **B, C, D**, procure seu médico e deixe que ele decida por você sobre suas condições de viajar.

CONFIRA AS CONTRAINDICAÇÕES CARDÍACAS PARA AS VIAGENS AÉREAS

- Infarto agudo do miocárdio não complicado há menos de três semanas
- Infarto agudo do miocárdio complicado há menos de seis semanas
- Angina instável
- Insuficiência cardíaca grave ou descompensada
- Acidente vascular cerebral ("derrame") há menos de duas semanas

Situações especiais em que o paciente deve se submeter a uma cirurgia são autorizadas individualmente pelo serviço médico das companhias aéreas.

SINTOMAS MAIS COMUNS QUE PODEM INDICAR A PRESENÇA DE DOENÇA E POR ISSO DEVEM SER LEVADOS A SÉRIO

1. *Dor no peito*

É o mais comum em consultório de cardiologia. Geralmente nada tem a ver com o coração, mas com a estrutura óssea ou muscular do tórax. Problemas de coluna ou do tórax causam dores que mudam ao movimento do corpo ou com a respiração profunda. Gases intestinais podem produzir dores no tórax. Ocorrem em geral relacionados com uma refeição e situam-se mais frequentemente no lado esquerdo. Mudam com a posição do corpo, com a ingestão de líquidos ou ao caminhar. Dores cardíacas ocorrem independentes da posição do corpo ou dos movimentos e da respiração. Dor cardíaca típica (angina) é a que se manifesta por ardência ou pressão atrás do esterno (que é o osso do centro do peito), irradiando-se para os braços, pescoço, raiz dos dentes, ou até epigástrio (popularmente conhecido como "boca do estômago") e parte superior das costas. Está relacionada com esforços ou emoções e tem curta duração, de segundos até, mais raramente, alguns poucos minutos. Se é prolongada por mais tempo, seguida de sudorese, ansiedade e desconforto geral, pode ser o início de um infarto. Dores rápidas em pontada, bem localizadas sobre qualquer lugar do tórax e apontada sua localização com um dedo, não são dores cardíacas. A dor de angina ou de infarto é sempre ampla, demonstrada por uma mão espalmada sobre o tórax, nunca pode ser apontada com um dedo.

Em caso de dúvida, sempre vá a uma emergência esclarecer a importância do seu sintoma.

2. Falta de ar

Também chamada de dispneia, é um forte sintoma de doença cardíaca, principalmente quando ocorre após esforços moderados. Obviamente, esforços extenuantes podem causar dispneia sem doença associada, principalmente quando o preparo físico for inadequado. Falta de ar em repouso, principalmente ao se deitar, exigindo o uso de travesseiros altos ou a necessidade de voltar imediatamente à posição de pé ou procurar uma janela para respirar melhor, é um forte indício de doença cardíaca. Mas, em repouso, a sensação de que a respiração é incompleta, de que o ar não entra em quantidade suficiente, sendo necessário um suspiro, um esforço extra, é conhecida como **dispneia suspirosa**, causada unicamente por ansiedade ou stress.

3. Perda de consciência

É chamada de **síncope** pelos médicos, mas popularmente é conhecida como desmaio ou apagão. Temos que diferenciar os desmaios comuns, sem importância, apesar do susto que provocam, das perdas de consciência realmente graves. Desmaios sem gravidade são causados por um mecanismo interno do nosso corpo chamado **sistema nervoso autônomo**. Aliás, existem dois sistemas nervosos: o voluntário, que comandamos e, usando suas conexões, caminhamos, movemos braços e pernas. E o autônomo, que funciona independente de nossa vontade. Você consegue acelerar a frequência do seu coração? Você consegue movimentar seu intestino mais rápido? Certamente não, porque isso é atividade exclusiva de um complexo sistema nervoso automático que acelera o coração quando há necessidade, durante o exercício, por exemplo, e integra todas as funções de nossos órgãos silenciosamente. Quando por alguma razão ele funciona mal, ocorre o que chamamos de **distúrbio neurovegetativo**. Ambientes fechados, excesso de calor, stress causado por uma má notícia podem ser seguidos de mal-estar generalizado, tontura, náusea e finalmente perda da consciência. Há pessoas que têm em

APÊNDICE

sua estrutura limiares mais baixos para o funcionamento de seu sistema nervoso autônomo e desmaiam mais facilmente. Por que ocorre o desmaio? Devido a uma baixa súbita da pressão. Existe um teste que identifica a fragilidade do sistema neurovegetativo chamado **tilt test** ou **teste de inclinação**. A partir da posição de pé em uma mesa especial, a pessoa vai sendo inclinada para trás progressivamente. Os mais sensíveis, geralmente "desmaiadores" desde a infância, apresentam baixa súbita da pressão, ocorrendo algo como se o organismo tivesse dificuldade de reconhecer e adaptar-se à nova posição. Esta é a função do sistema nervoso autônomo: monitorar continuamente as posições do corpo, o funcionamento dos vários órgãos, as emoções e sensações. Não há e provavelmente nunca haverá computador tão eficiente construído pela mão humana. Portanto, uns deslizes, uns desmaios inocentes são amplamente perdoados.

A perda de consciência por AVC é geralmente precedida por dificuldade de falar, de movimentar um lado do corpo ou de manter-se de pé.

Já a perda de consciência por problema cardíaco ocorre muito rapidamente e é muito mais séria, porque pode levar à morte cerebral em alguns minutos. Não há eventos que a precedam, no máximo tontura e palpitação são sentidas. O coração, motivado pela presença de áreas do músculo que recebem pouca oxigenação, reage com disparo da frequência (taquicardia) seguido de degeneração do batimento, que passa a ser ineficiente no bombeamento de sangue para o cérebro. A perda de urina e até de fezes caracteriza a gravidade da isquemia ou falta de irrigação cerebral pelo tempo suficiente para causar o apagão. Em idosos, o mais comum é a queda de batimentos para menos de 35 por minuto por um bloqueio cardíaco com consequente perda da consciência.

Desmaios ou síncopes em indivíduos normais sempre devem ser investigados, pois podem ser causados por doença grave completamente evitável e previsível. São os chamados episódios de morte súbita.

4. Morte súbita

É a situação mais grave da perda de consciência, em que o indivíduo para de respirar e o pulso arterial desaparece. Para diferenciar, o desmaio comum mantém pulso e respiração. Sempre se atribui a morte súbita a arritmias graves com a perda da capacidade de bombeamento do coração. Manobras de ressuscitação devem ser iniciadas rapidamente, sob pena de morte cerebral ou lesão permanente. Cinco minutos é o tempo que o cérebro aguenta, em temperatura normal, sem irrigação.

5. Palpitações

Podem ser definidas como a consciência do batimento cardíaco. Normalmente não sentimos nosso coração bater, a não ser no travesseiro ao comprimirmos o ouvido, quando percebemos o batimento transmitido através do crânio até o tímpano. Isso é normal. Sentir o coração bater rápido ou não, regular ou descompassado, pode ser algo banal. Mas se a sensação for acompanhada de tontura ou perda de consciência, a investigação da causa deve ser imediata. Uma arritmia grave pode estar ocorrendo. Arritmias menos graves podem gerar palpitação, como a extrassístole, que provoca a sensação da falta de um batimento. Ocorre uma pausa que pode também ser sentida no pulso. Na maioria das vezes palpitações são causadas por stress, uso abusivo de café e estimulantes energéticos como cafeína, álcool e fumo.

6. Edema ou inchaço

Ocorre por acúmulo de líquidos nos tecidos do corpo e se caracteriza por aumento dos pés e tornozelos, dificuldades de dobrar os dedos da mão, edema ao redor dos olhos e até abdômen aumentado pela presença de líquido no seu interior. Há pessoas, principalmente mulheres, que têm mais tendência à retenção de líquidos no corpo, variando inclusive com a produção hormonal e o ciclo menstrual. Quando, porém, aparece um edema persistente em determinada região, deve-se procurar investigar.

O edema cardíaco provocado por falha de bombeamento se manifesta geralmente nas pernas e nos tornozelos. É simétrico, igual em ambas as pernas, e deixa a impressão do dedo quando comprimido. Edema em uma única perna tem provavelmente a ver com a circulação venosa naquele membro. O coração também pode provocar excesso de líquido nos pulmões. É o edema pulmonar, e o sintoma mais comum é a falta de ar. Esta às vezes é a primeira manifestação da insuficiência cardíaca, logo após o cansaço e o edema nas pernas. Significa falta de bombeamento do sangue pelo coração. Seu médico deve ser sempre ativado quando um edema estranho aparece, pois já há algo errado. Obviamente, porém, há edemas menos importantes, como o provocado por reações alérgicas a medicamentos ou a produtos cosméticos que atingem mais o rosto e as mãos.

7. Cianose

É a "doença azul", em que apesar da respiração ser normal não há oxigenação adequada dos tecidos e os lábios e mucosas ficam arroxeados. Geralmente ocorre em crianças com cardiopatias congênitas cuja anomalia principal é a comunicação entre os dois lados do coração, misturando sangue venoso desoxigenado com sangue arterial rico em oxigênio. Cianose localizada nas pernas ou braços e mãos pode ser provocada pelo frio ou, em casos mais graves, por dificuldades de bombeamento do coração.

8. Tosse

Provocada por inúmeras causas, desde simples como viroses ou alergias até câncer ou insuficiência cardíaca. Tosse cardíaca ocorre quando há retenção de líquido no pulmão por falha do bombeamento. Fica mais intensa ao deitar, exigindo aumentar a altura dos travesseiros. Melhora ligeiramente na posição de pé. A tosse cardíaca é geralmente seca, sem secreção. A presença de catarro esverdeado indica uma infecção pulmonar a ser tratada imediatamente.

9. Hemoptise

A presença de sangue no escarro em qualquer quantidade é chamada de hemoptise. Quando a tosse produz secreção com presença de sangue, o problema pode ser uma doença pulmonar (no passado a tuberculose era a maior causa de hemoptises) ou talvez um tumor pulmonar. Mas não se assuste: vá ao seu médico.

10. Cansaço

Cansaço é o assunto presente no dia a dia de todos nós. Mas o cansaço que normalmente sentimos após um dia intenso de trabalho ou de uma viagem longa não tem nada a ver com o sintoma de alguma doença. Algumas horas de sono e repouso curam este tipo de problema. Falamos aqui de outro tipo de cansaço, muito mais intenso, com a sensação contínua de perda de forças. Neste caso, você tem algo mais. Talvez uma anemia. Procure seu médico. Ele pesquisará a causa de seu cansaço. Vai investigar principalmente o estado do seu coração, pois cansaço é a primeira manifestação de insuficiência cardíaca. Se em esforços pequenos como caminhar no plano você já cansa, seu coração pode estar pedindo socorro.

CONCEITOS QUE VOCÊ DEVE CONHECER

Ácido fólico – É vitamina do complexo B essencial para o crescimento e reprodução das células. Tem sido amplamente divulgada nos últimos anos como potente antagonista da homocisteína na quantidade diária recomendada de 400mcg. Funciona associado às vitaminas B_6, B_{12} e C. Está presente nos vegetais, donde deriva seu nome.

Ácido gástrico – É o ácido produzido pelas células que revestem o estômago que serve para digerir os alimentos. É constituído de ácido clorídrico e em excesso pode causar gastrite e úlcera.

Ácidos graxos poli-insaturados – São gorduras poli-insaturadas chamadas quimicamente de ácidos graxos, cuja insaturação é representada pela existência de dois pares de carbono livres para captar outras moléculas de hidrogênio. São geralmente líquidos. São constituídos de dois tipos: os Ômega-6 e os Ômega-3. São saudáveis na medida em que promovem a redução do colesterol total e do mau colesterol (LDL).

Ácido úrico – Produto do metabolismo das proteínas, presente no sangue e eliminado pela urina. Seus níveis normais vão até 7mg/dL. Seu excesso no sangue leva a uma doença chamada "gota", que se caracteriza por artrites, ou seja, inflamação das articulações por depósito de cristais de urato. Evitar alimentos que contenham purina, como as carnes, principalmente miúdos, é a forma de reduzir o ácido úrico no sangue.

Ácidos graxos monoinsaturados – São aqueles em que ainda há espaço na cadeia de carbono para um par de átomos de hidrogênio se ligar. Gorduras monoinsaturadas existem nos óleos de oliva, de canola e de amendoim. Amendoim, nozes e castanhas são ricos em gorduras monoinsaturadas.

Ácidos graxos saturados – Os ácidos graxos saturados têm sua cadeia de carbono carregando todos os átomos de hidrogênio possíveis. Constituem as gorduras mais prejudiciais à saúde. Geralmente são sólidas, com exceção dos óleos de coco e de dendê. Por exemplo: o toicinho, a gordura branca ou amarela do boi, do carneiro etc. São aquelas que vemos a olho nu na comida.

Alicina – É um composto ativo proveniente do alho.

Amidos – Os amidos são carboidratos complexos que em geral contêm também fibras, vitaminas e minerais. São o oposto dos açúcares simples, que são rapidamente digeridos. Ingerimos carboidratos complexos através de vegetais, frutas e grãos. Os amidos são originados das plantas e geralmente chamados "farináceos", como os grãos (arroz, trigo, milho, aveia, centeio, feijão seco, amendoim) e seus derivados (massa, pão etc.). Os amidos não contêm gorduras ou colesterol e geram menos calorias do que os lipídeos em geral. Mantêm os níveis de glicose no sangue através de uma digestão e absorção mais lentas (de uma a quatro horas). Por isso é o alimento preferido dos atletas.

Aminoácido – É uma categoria da química orgânica composta de nitrogênio, hidrogênio, carbono e oxigênio. A associação de vários aminoácidos em cadeia forma a proteína.

Angina – É uma dor no peito ou desconforto que ocorre quando o músculo do coração não recebe sangue suficiente. Essa dor pode também ocorrer nos ombros, braços, pescoço, mandíbula ou costas.

Antiaderente – É o revestimento interno de panelas e frigideiras, geralmente à base de teflon, que permite cozinhar alimentos utilizando-se pouca ou nenhuma gordura, pois impede a aderência dos alimentos.

Antioxidantes – São moléculas que inibem ou reduzem a captação de oxigênio pelas substâncias, processo este chamado de oxidação e considerado o mecanismo principal de envelhecimento celular. Antioxidantes podem ajudar a aumentar o colesterol HDL (bom) e baixar o LDL, que entope as artérias, além de resistirem à oxidação, um processo químico que se constitui, em última análise, no envelhecimento celular.

Aterosclerose – É a grande epidemia deste século. Caracteriza-se por deposição de gorduras nas paredes das artérias, que se tornam espessas e calcificadas, diminuindo progressivamente o seu espaço interno. Quando oclui-se uma dessas artérias no cérebro, ocorre o acidente vascular cerebral (AVC); no coração e nas coronárias, ocorre a angina e o infarto. Este último leva à morte ou imobilização e cicatrização de uma parte do músculo cardíaco.

Betacaroteno – É um pigmento vegetal que age como precursor e, ao produzir vitamina A, torna-se um antioxidante potente.

Bioflavonoides – O mesmo que flavonoides, sendo os mais conhecidos as isoflavonas e a quercitina; são compostos químicos necessários para manter saudáveis as artérias. Agem reduzindo o mau colesterol (LDL) e aumentando o bom colesterol (HDL). São encontrados na natureza como corantes de frutas e flores, principalmente amarelas, vindo daí o seu nome ("flavus", do latim "amarelo"), apesar de estarem presentes em ampla variedade de vegetais, principalmente na cebola. Neste grupo químico já foram identificados mais de 5 mil tipos diferentes de flavonoides. Seu representante mais comum, a quercitina, é um poderoso antioxidante que desacelera processos degenerativos do organismo como a aterosclerose e o câncer. Têm sido chamados de complexo vitamínico P.

Caloria – É a unidade de energia transferida pelos alimentos e consumida pelo organismo na geração de calor e de suas atividades vitais.

Carboidratos complexos – São os amidos que em geral contêm também fibras, vitaminas e minerais. Nossa alimentação é tanto mais sadia e inteligente quanto mais carboidratos complexos (como os amidos) e quanto menos carboidratos simples (como o açúcar) usamos. Ingerimos carboidratos complexos por meio de vegetais, frutas e grãos. Os amidos são originados das plantas e geralmente chamados "farináceos", como os grãos (arroz, trigo, milho, aveia, centeio, feijão seco, amendoim) e seus derivados (massa, pão etc.). Levam mais tempo para serem digeridos e podem ser armazenados para sua utilização em 12 a 24 horas, ou até por meses, se forem transformados em gorduras.

Carboidratos simples – São substâncias simples também chamadas de açúcares, como glicose (açúcar comum) e frutose (açúcar das frutas). Quando organizados aos pares, os açúcares assumem outras formas, como a sacarose (açúcar de mesa), lactose (açúcar do leite) e maltose (açúcar do malte). Os carboidratos simples, ou açúcares, vão direto para o sangue, chegando a proporcionar um aumento rápido de energia, mas desaparecem rapidamente.

Catalisadores – São substâncias que participam das reações químicas, facilitando-as ou tornando-as mais rápidas e eficientes.

Coagulação do sangue – Faz parte de um mecanismo de defesa do organismo chamado de hemostase (redução de perda de sangue em uma veia lesada). Uma lesão aciona plaquetas que estimulam o processo de coagulação do sangue.

Cólon – Região do aparelho digestivo chamada de intestino grosso por ter dimensões maiores que o delgado. Tem quatro segmentos: cólon ascendente, transverso, descendente e sigmoide. É região particularmente vulnerável ao câncer.

DDR – Sigla para: dose diária recomendada. Aplica-se especialmente às vitaminas e diz respeito ao mínimo necessário para suprir as necessidades do organismo em cada dia.

Doença coronária – É o termo genérico para angina e infarto e significa a obstrução de artérias coronárias pela progressão da aterosclerose.

Infarto: É a área de um órgão que morre ao perder a irrigação. Qualquer órgão (pulmão, cérebro, coração) pode apresentar infartos. O mais popular é o infarto do miocárdio, que ocorre no músculo do coração. A área morta é substituída por uma cicatriz sem função, pois aí já não existem células vivas do órgão.

Endotélio – É a camada de células que reveste internamente nossas artérias.

Eritrócitos – ver Glóbulos vermelhos.

Estrógeno – Hormônio feminino que em cada ciclo menstrual prepara o útero para a fertilização. Preparações farmacêuticas de estrógeno são usadas nos anticoncepcionais.

Fast-food ou comida rápida – O hábito de comer com pressa gerou um grande número de redes de alimentos rápidos que, infelizmente, introduziram os maus hábitos alimentares na população. Além de desrespeitarem o princípio de fazer da refeição um momento de prazer e relaxamento, os *fast-food* caracterizam-se por vender alimentos com grande quantidade de sal, gorduras e frituras.

Fibras – São estruturas presentes em alguns alimentos que resistem à digestão e, portanto, são absorvidas lentamente ou eliminadas pelas fezes, levando consigo gorduras. São componentes dos carboidratos complexos, também conhecidos como celulose. Uma dieta rica em amidos será também farta em fibras.

Fibras insolúveis – Atraem água para o intestino, amolecendo as fezes e melhorando o trânsito intestinal. Reduzem a incidência de câncer do cólon, por melhorarem o trânsito no intestino. Também estimulam a produção de um lubrificante no intestino, chamado muco, que protege a parede contra a agressão de elementos cancerígenos que são normalmente ingeridos com os alimentos. Aveia, cereais, legumes, vagens e frutas são as fontes mais comuns. Principalmente nas cascas de vegetais e frutas são encontradas fibras insolúveis.

Fibras solúveis – Dissolvem-se em água, formando um gel, e aumentam o bolo alimentar, prolongando, assim, a sensação de saciedade do estômago e ajudando no controle do apetite. As fibras solúveis baixam o colesterol, combinando-se com ácidos graxos no aparelho digestivo, sendo então eliminadas pelas fezes. Fontes mais comuns de fibras solúveis são frutas, vegetais e grãos. Especialmente ameixa, pera, laranja, maçã, legumes, feijão, couve-flor, abobrinha, batata-doce, germe de trigo, cereais, milho e aveia.

Fitoestrógenos – São um tipo de isoflavona (ver adiante) presente em certos vegetais (soja, por exemplo) cuja fórmula química é muito semelhante à do hormônio feminino estrógeno. Por isso, pode substituí-lo em certas ações. As mulheres japonesas parecem ter menos sintomas de menopausa por consumirem grande quantidade de fitoestrógenos. Além disso, inibem o crescimento de tumores de mama e próstata.

Glicose – É um carboidrato simples conhecido como açúcar, que se constitui no maior combustível do organismo, mas que, se ingerido em excesso, se deposita como glicogênio e provoca a obesidade. O diabetes é a situação de glicose elevada no sangue devido ao imperfeito manejo do açúcar, que termina por levar à aterosclerose.

Glóbulos vermelhos – Os glóbulos vermelhos são corpúsculos vermelhos do sangue. Eles contêm hemoglobina, que carrega o oxigênio no organismo. Um milímetro cúbico do sangue contém cerca de cinco milhões de corpúsculos ou glóbulos vermelhos, também chamados de eritrócitos ou hemácias.

Halvarina – Alimento semelhante às margarinas, porém com menos conteúdo de gorduras. Equivalente à margarina light.

Hemácias – ver Glóbulos vermelhos

Hemoglobina – A hemoglobina é a proteína que dá a cor vermelha ao sangue. Ela também é responsável pelo transporte do oxigênio para todos os tecidos do corpo humano.

Hidrogenação – É o processo químico de inibição da oxidação das gorduras vegetais através da oferta de hidrogênio, o que permite que se tornem duráveis, cremosas ou até sólidas e não percam sua característica de insaturação. Normalmente, as gorduras vegetais são insaturadas e líquidas.

Hipercolesterolemia familiar – A hipercolesterolemia familiar é uma doença genética causada pela deficiência ou pela disfunção do receptor LDL. Ela leva a um acúmulo excessivo de LDL no plasma, produzindo níveis muito altos de colesterol plasmático.

HMG-CoA reductase – É uma enzima que controla a quantidade de colesterol produzida pelo fígado.

Homocisteína – A homocisteína é um aminoácido não essencial que tem sido apontado por alguns como fator independente de doença cardiovascular. A hiper-homocisteinemia é considerada um fator de risco tão importante como hipercolesterolemia, hipertensão e tabagismo, além de ser um fator facilmente modificável.

Infarto do miocárdio – Ocorre quando o suprimento de sangue a uma parte do músculo cardíaco é reduzido ou cortado totalmente. Isso acontece quando uma artéria está contraída ou obstruída, parcial ou totalmente.

Insuficiência – É a diminuição ou falta da função de um órgão. Por exemplo: insuficiência renal pode iniciar-se lentamente indo até a parada dos rins e a necessidade de hemodiálise e transplante. Insuficiência cardíaca é a redução da ação do músculo do coração que leva a cansaço, falta de ar e outras consequências progressivamente mais críticas.

Isoflavona – É um bioflavonoide com estrutura química semelhante à do hormônio feminino estrógeno, podendo substituí-lo e atenuando seus efeitos nocivos. A soja é uma fonte de isoflavona.

Isquemia – A isquemia arterial (aguda) é uma súbita interrupção do fluxo de sangue na artéria, impedindo a irrigação dos tecidos. Essa interrupção pode ser causada por coagulação do sangue dentro da artéria (trombose) ou por obstrução devido a um êmbolo proveniente da coagulação ou de um aneurisma anterior à isquemia (embolia). Também ocorre por lesão direta da artéria por acidentes com armas de fogo ou fraturas ósseas.

Licopeno – Pigmento do tomate e de frutas vermelhas como morango, melancia etc. que tem a propriedade antioxidante – reduzindo, portanto, os riscos de câncer de próstata e de muitos outros órgãos.

Lipoproteína – É um conjunto de proteínas e lipídeos arranjados para otimizar o transporte de lipídeos no plasma. Os lipídeos não se misturam facilmente com o plasma, que é um meio aquoso. As proteínas das lipoproteínas são chamadas de apoproteínas. Os lipídeos são principalmente o colesterol, os triglicérides e os osfoglicerídeos.

Neuropatia – Ocorre nos diabéticos, é a doença que afeta os nervos e pequenas terminações nervosas principalmente nos pés e mãos, alterando a sensibilidade e até provocando a formação de úlceras (feridas) na pele, de difícil cicatrização. Os nervos têm o importante papel de regular o fluxo através dos pequenos vasos do organismo. No diabético a neuropatia altera essa função provocando obstrução dos vasos menores e consequente isquemia, má irrigação e finalmente a úlcera na pele ou o infarto no coração.

Nitrosamina – Substância potencialmente cancerígena presente normalmente no corpo humano e produzida pela reação de nitritos com aminas. Os nitritos são frequentemente usados na conservação de alimentos e aumentam a chance dessa reação.

Ômega-3 – É um ácido graxo poli-insaturado presente principalmente em produtos do mar e das águas frias, como salmão, sardinha, anchova, peixe-espada, truta, bacalhau. Esses peixes ingerem algas marinhas ricas em ácidos graxos insaturados. Ômega-3 e 6 estão relacionados com a redução da formação de coágulos na circulação, do colesterol total e do mau colesterol, o LDL.

Ômega-6 – É um ácido graxo poli-insaturado que se constitui 90% da dieta e vem geralmente de óleos vegetais como soja, milho, girassol.

Osteoporose – Doença progressiva quase exclusiva das mulheres (ela pode surgir após os cinquenta anos de idade e começa a desmineralizar os ossos, descalcificando-os ao ponto de produzir fraturas espontâneas). A suplementação de cálcio na dose diária de 1g é importante para prevenir essa doença, mas nada substitui uma alimentação saudável rica em cálcio natural.

Oxidação – A oxidação é um processo químico de captação do oxigênio que libera elétrons, os chamados radicais livres, responsáveis pelo envelhecimento celular. É o equivalente à ferrugem dos metais.

Pectina – É um tipo de fibra existente na casca e na polpa da maçã, o que a torna um alimento de alta qualidade.

Placebo – Um placebo é uma substância inerte ou neutra, usada como controle em uma experiência. É ministrada em substituição a um medicamento com a finalidade de suscitar ou controlar as reações de natureza psicológica que podem acompanhar o uso da medicação em teste. Efeito placebo é o efeito mensurável ou observável sobre uma pessoa ou grupo, ao qual tenha sido dado um tratamento placebo. Também existe efeito placebo em procedimentos ou métodos terapêuticos que não envolvam drogas.

Plaquetas – São elementos do sangue que ao se agruparem iniciam a formação de coágulos para estancar hemorragias. Elas podem ser nocivas ao se agruparem dentro dos vasos, provocando obstruções nas coronárias, causando infarto e tromboses nos vasos do cérebro.

Quercitina – Um tipo de flavonoide presente na cebola, no vinho e em inúmeros vegetais, responsável pela proteção das artérias com sua ação sobre o metabolismo das gorduras, principalmente o colesterol.

Radicais livres – São oxidantes que agem no organismo provocando o nosso processo de envelhecimento, desencadeando o mecanismo de geração de câncer ou de aterosclerose. São átomos com elétrons livres que se combinam imediatamente com outras moléculas, irritando as paredes das artérias e iniciando o processo de aterosclerose ou desencadeando alterações nas células que podem levar ao câncer. Radicais livres são um tipo de toxina que o organismo descarrega na circulação e que termina por agredir nossas artérias. O hábito de fumar e até o fumo passivo em ambientes fechados estimulam a sua produção. Além disso, a poluição do ar e a ingestão de gorduras também liberam radicais livres para a circulação; são como os dejetos que o cano de descarga de um automóvel estivesse liberando para dentro do carro. Eles parecem ser a grande causa de envelhecimento. Para antagonizá-los, contamos com vitaminas B, C, E e betacaroteno e outros antioxidantes.

Saturação – Processo químico de preenchimento dos átomos livres de carbono nas cadeias de gorduras, também chamadas de ácidos graxos.

Stress – É uma forma de funcionamento do ser humano. Nós dispomos de um sistema adrenérgico (que funciona com base na produção de adrenalina e outros hormônios) que acelera ou desacelera nossa vida de acordo com as necessidades externas. Ao sermos ameaçados de atropelamento, por exemplo, é o sistema adrenérgico que nos faz reagir e saltar para fora da rua.

Há um stress positivo, de que todos necessitamos, e um negativo, que corresponde ao excesso de tensão, de emoção e adrenalina de forma contínua. Nosso organismo reage de várias formas ao stress negativo. Uma delas é subindo a glicose no sangue e facilitando o início do diabetes.

tPA (Ativador do Tecido Plasminogênico) – Também chamado alteplase, é um ativador do tecido plasminogênico. Usado para dissolver coágulos de sangue com o objetivo de prevenir danos permanentes que podem ocorrer imediatamente após um ataque cardíaco.

Testosterona – É o hormônio masculino produzido nos testículos.

Tofu – Alimento da culinária japonesa à base de soja e, portanto, rico em isoflavonas.

Triglicéride ou triglicerídeo – Componente químico composto de ácidos graxos e glicerol. É a gordura principal presente nos seres vivos vegetais e animais. No ser humano, é a gordura mais comum em circulação no sangue e pode se depositar no corpo, deixando-o em forma de maçã, ao chegarmos à idade adulta. O limite normal no sangue é de até 200mg/dL.

Valores diários – % VD (Valor Diário de Referência): é o percentual que a porção do alimento atende do Valor Diário utilizado como referência para a rotulagem. Seus valores diários de calorias e nutrientes podem ser maiores ou menores do que os utilizados para a rotulagem e dependem de suas necessidades individuais.

Vitaminas – Existem em torno de quinze. São componentes do metabolismo dos seres vivos animais e vegetais, essenciais em pequenas quantidades para o funcionamento do organismo. Elas têm que ser absorvidas pela alimentação, pois não são fabricadas pelo organismo.

ÍNDICE REMISSIVO DOS PRINCIPAIS ASSUNTOS

Ablação por cateter 251
Acidente isquêmico transitório (AIT) 105
Acidente vascular cerebral (AVC) 102, 104
 fatores de risco 107
 hemorrágico 106
 hemorrágico por hematoma subaracnoideo 106
 isquêmico 105
 isquêmico embólico 105
 reabilitação 264
 sintomas 106
Ácido nicotínico 274, 277
Açúcar 210-213
Adoçantes 212
Água 176
Alimentação 96, 210, 274, 282
 para diabéticos 210
Alimentos 164
 light 190, 212
 "magros" 191
 que baixam o colesterol 164
Alongamento (exercícios) 200
Angina 59, 61, 310, 318
 instável 61, 310
 pectoris 59
Angiografia 238

Angioplastia 239
Angiorressonância nuclear magnética de stress 294
Angiotomografia computadorizada (Angio TC) 295
 das coronárias 238
Aorta
 aneurisma da 80
 doenças da 79
 dissecção da aorta 82
Arritmias cardíacas 65
Artérias 39
 coronárias 35
Aterosclerose 53, 93, 319

Bebidas 176
 água 176
 alcoólicas 176
 diet 190, 212
 light 190, 212
 suco de uva 178
 vinho 177
 zero 190, 211
Bloqueios cardíacos 69, 244
Bradicardia 67

Caminhadas 195
Câncer 55, 85, 104, 116, 122, 148, 155, 165, 167-170, 174-175, 179, 182, 188,

213, 220, 280, 299-301,
306, 315, 319, 321, 324, 326
Capilares 40
Cardiopatias congênitas 78
Cardioversão elétrica 249
Cateterismo cardíaco 238, 239
Check-up 81, 94, 194
  do hipertenso 226
  preventivo 120-124
Cinecoronariografia 238
Cintilografia de esforço 237
Circulação extracorpórea 242
Colesterol 56, 105, 121, 123,
  125, 152
  alimentos que baixam o
    colesterol 164
  elevado 54, 56, 125, 126,
    129, 155, 172, 174, 180,
    301
  prevenção 152
  tratamento com medica-
    mentos 274
Comunicação interatrial (tratamento) 263
Conceitos que você deve conhecer 317
Coração
  alimentação saudável
    147-191
  anatomia e funcionamen-
    to 32
  artificial 257-258
  consulta com o cardiolo-
    gista 116
  esquema do 32
  exames e tratamentos
    236-262

exercícios 192 -209
fatores de risco da doença
  cardiovascular 125-132
história 44
poetas 43
principais doenças 53-107
reabilitação 280
recomendações para
  cardíacos 307
sintomas mais comuns
  311
sistema elétrico 36-37
Coronárias, doença das 59

Depressão 136, 193, 283
Desfibriladores 47, 244, 255
  externos 250
  implantáveis 249
Diabetes 55, 92-99, 107
  tipo 1 94
  tipo 2 95
  tratamento com medica-
    mentos 266-268
Diabéticos 126, 131, 163, 177,
  208, 210-215
Dieta 185
  de Atkins 186
  de Dukan 188
  de Lyon 149
  de Ornish 187
  de South Beach 187
  do hipertenso 216
  esquimó 189
  ideal 189
  mediterrânea 188
  pobre em sal 217-219
  vegetariana 188

Doença(s)
cardiovascular 125
congênitas 86
renal 102, 227
vascular periférica 91
Ecocardiograma 123, 226, 237, 291-293
de stress 237, 293
transesofágico 292
transtorácico 291
Eletrocardiograma (ECG) 236
Endocardite 259
Equação do Lucchese 134
Equipamentos para medir pressão 223
Espasmo da coronária 60
Esportes 204, 215
Estatinas 274-275
Estilo de vida 133-146
Estudo
de Framingham 125
dos sete países 148
eletrofisiológico 297
Exames
diagnósticos 287
diagnósticos (Doenças das coronárias) 295
essenciais para o hipertenso 226
preventivos 287
Exercícios 141, 205, 206, 222-223
aeróbicos ou cardiovasculares 205
de flexilidade 206
de potência mista 206
indicados para diabéticos 215
indicados para o hipertenso 222
Extrassístoles
supraventriculares 67
ventriculares 68
Ezetimibe 275, 278

Fatores de risco 56, 107, 120, 125-128, 182-185, 274, 323
Febre reumática 77
Fibras 169, 181, 321-322
Fibratos 274, 277
Fibrilação
atrial 67
ventricular 68, 244
Flutter atrial 67, 244
Foramen oval aberto 86

Glicose 123, 130, 227, 322
Gordura(s) 39, 51, 53, 55, 57, 60, 61, 93, 95, 96, 97, 98, 105, 112, 118, 129, 130, 131, 139, 147, 148, 149, 150, 152-192, 205, 211, 213, 216, 219, 221-222, 227, 228, 232, 274, 277, 294,
poli-insaturadas 154
insaturadas 153
monoinsaturadas 153
saturadas 153
trans 158

Hemoglobina glicosilada 97
Hiperglicemia 92, 97-98, 265, 268
Hipertensão 100-101, 107, 125, 272
  pulmonar 89
Hipertensos 216
Hipoglicemia 92, 98-99, 214, 265-268
Holter 290
Homocisteína 128-129, 139, 301, 317, 323

Infarto do miocárdio 53, 62, 63, 93, 102, 307, 321, 323
Insuficiência cardíaca 71-75, 253-255, 273, 310, 315-316, 323

MAPA 269
Marca-passo 245, 246
Medicamentos 264, 265, 266, 269-273, 274-275-279, 299
Médico (relação com o) 115-119
Miocardiopatias 72, 74, 253
Monitor de eventos 290
Morte súbita 69, 314
Musculação 204, 206, 222
Músculo cardíaco 38

Obesidade 96, 125, 182-183, 228
Ômega-3 154, 157-158, 166, 169, 173-174, 179, 189, 317, 324, 325

Ômega-6 154, 157-158, 317, 325

Paradoxo francês 150
Pericárdio 38, 83, 263, 288, 294
Pericardite 38, 83-84, 263
Pilates 208
Plano de saúde 116, 257
Ponte de safena e mamária 240, 241
Pressão arterial 101
  equipamentos para medir 223
  medida 101
Prevenção primária ou secundária 120-124, 126-132
Prolapso mitral 76, 259
Proteína C reativa 131, 228
Pulmões 40, 41, 45, 71-73, 86, 88, 127, 257, 315

Reabilitação cardíaca 280
Ressincronizadores 255
Ressonância Nuclear Magnética (RNM) 293
Ruptura de papilares 77

Sal 211, 218
Sequestradores de ácido biliar 275, 278
Síndrome
  metabólica 130
  X 96
Sistema elétrico 36, 37

Sistema nervoso central do
  coração 41
Sistema vascular 39
Sono 140-146
Sopro cardíaco 90
Stress 96, 126, 134-135, 326
Suco de uva 178
Suplementação de vitaminas,
  minerais e complementos
  nutricionais 298
Taquicardia
  sinusal 66
  supraventricular ou taqui-
    cardia atrial paroxística
    68, 244
  ventricular 68, 244
Teor de gordura 164-166, 169,
  171, 175, 177, 187, 190
Terapias elétricas 245
Teste de esforço ou ergome-
  tria 237
Transplante cardíaco 255-
  256

Válvulas
  bicúspides 77
  cardíacas 292
  do coração, infecções 259
  doenças das 75
Veias 40
Viagem 307
Vinho 177
Vitaminas 298, 327

SOBRE O AUTOR

Nascido em 1947 em Farroupilha, Rio Grande do Sul, Dr. Fernando Lucchese preparou-se desde cedo para a carreira diplomática, dedicando-se ao aprendizado de cinco idiomas, estimulado pela forte influência que exerceu sobre ele sua passagem pelo seminário na adolescência.

Sua carreira diplomática foi abandonada instantaneamente quando, no cursinho pré-vestibular para o Instituto Rio Branco (escola de diplomatas), tomou contato com a circulação extracorpórea apresentada durante uma aula de biologia. Lucchese deslumbrou-se com o que lhe pareceu, no início, pura ficção científica e decidiu ser cirurgião cardiovascular.

Entrou para a Faculdade de Medicina da Universidade Federal do Rio Grande do Sul, graduando-se em 1970, com 22 anos de idade.

Depois de graduado fez sua formação de cirurgião cardiovascular no Instituto de Cardiologia do Rio Grande do Sul e na Universidade do Alabama, em Birmingham, Estados Unidos.

De volta ao Brasil, dedicou-se à atividade de cirurgião cardiovascular e chefe da Unidade de Pesquisa do Instituto de Cardiologia. Chegou à direção deste Instituto, quando então promoveu grande transformação duplicando suas instalações e investindo em tecnologia.

Foi também neste período que assumiu a Presidência da Fundação de Amparo à Pesquisa do Estado do Rio Grande do Sul (FAPERGS).

Depois de ser chefe do Serviço de Cardiologia do Hospital Mãe de Deus, transferiu-se para a Santa Casa, onde dirige desde 1988 o Hospital São Francisco de Cardiologia.

Lucchese reuniu, com a equipe do Instituto de Cardiologia e posteriormente com sua própria equipe no Hospital São Francisco, uma experiência de mais de 30 mil cirurgias cardíacas e 115 transplantes do coração.

Lucchese iniciou-se no mundo editorial pela tradução de dois livros de medicina em língua inglesa, passando à publicação de quatro livros de medicina que atingiram tiragem recorde, um deles publicado em inglês.

Movido pelo desejo de contribuir com a prevenção de doenças, publicou pela L&PM Editores os seguintes livros para o público em geral: *Pílulas para viver melhor*, *Pílulas para prolongar a juventude*, *Comer bem, sem culpa* (com Anonymus Gourmet e Iotti), *Desembarcando o diabetes*, *Boa viagem!*, *Desembarcando o sedentarismo* (com Claudio Nogueira de Castro), *Desembarcando a hipertensão*, *Desembarcando o colesterol* (com sua filha, Fernanda Lucchese), *Desembarcando a tristeza*, *Dieta mediterrânea* (com Anonymus Gourmet), *Fatos e mitos sobre sua saúde*, *Mais fatos e mitos sobre sua saúde*, *Fatos e mitos sobre sua alimentação*, *Confissões e conversões* (romance), *Desembarcando o Alzheimer* (com a Dra. Ana Hartmann) e *Não sou feliz: por quê?*. Pela Editora AGE, publicou (com Paulo Ledur) *Comunicação médico-paciente: um acordo de cooperação*.

Os livros do Dr. Lucchese venderam cerca de 2 milhões de cópias.

Lucchese costuma invocar a ajuda de Deus em suas cirurgias, considera-se somente um instrumento na mão d'Ele. Acredita que o cirurgião-cientista frio deve ser substituído pelo médico preocupado não só com a saúde do coração de seus pacientes, mas também com sua vida emocional, afetiva, familiar, profissional e espiritual.

IMPRESSÃO:

Pallotti
GRÁFICA EDITORA
IMAGEM DE QUALIDADE

Santa Maria - RS - Fone/Fax: (55) 3220.4500
www.pallotti.com.br